ゼロからの二代目経営

実力ゼロ・経験ゼロ・引継ぎゼロの事業承継物語

Ohara Shohei
大原照平

JMC

はじめに

私は24歳のとき、突然他界した父のあとを継いで、有限会社 大原ガラスリサイクルに入社しました。それから17年以上、会社を経営するなかでさまざまなことを経験させていただきました。

本書は、そんな私の拙《つたな》い物語と、私が経営者として学び、身につけてきた「基本的な知識や考え方」を詰め合わせたものです。そのため、いっぱしの中小企業経営者であれば、身につけているであろうことばかりが書かれています。ガラスのリサイクルについても事細かく書いているわけではありません。

本書は、主に会社の後継者の方向けに書いています。後継者の方に手にとっていただきやすくするためにタイトルは「二代目経営」と銘打っていますが、実のところ私自身は三代目経営者です。そのあたり、若干の〝タイトル詐欺〟となってしまっていますが、何卒ご容赦ください。

謙遜でもなんでもなく、私はこれまでになにひとつ大きな結果を出せていません。一《いっ》攫千金《かくせんきん》を求めず、常に手堅い経営を心がけ、小さな利益を着実に積み重ねてきた地味な経営者です。私がしてきたことは、10年以上かけて会社を数社増やし、グループの売り上げを2～3倍にしたくらいのものです。ひょっとしたら、それでも十分すごいと思われる方もいらっしゃるかもしれませんが、実際それほどでもありません。ビジネスの世界では、20代前半で創業している方や、創業1年で弊社の売り上げを上回るような会社はいくらでもあります。

また、私は性格も非常に地味で、やたらテンションの高い経営者の集まりなどは、苦手です。車も、燃費効率の良いプリウスが好きですし、夜のお店にお酒を飲みに行くこともまずありません。趣味と言えば、長年継続している読書くらいのもので、間違いなく世の中の経営者のなかでも、テンションが低い部類に属していると思います。

本書は、そんな私が書いた本なので、読めば社員数が5倍になるとか、1億円の年商が100億円になるなどの、大きな飛躍のための、派手なノウハウが記してあるわけではありません。

ただ、弊社が会社の体質を改善するために取り組んできたこと、私が社内セミナーで話していることなど、「私にとって有益だと感じた知識や考え方」をご紹介させていただいているだけにすぎません。そうした意味で、どなたにも「学び」を与えられる本であるとは言えないでしょう。

しかし、私と境遇が似通っている方や、大きな結果どころか、並の結果を出すのに四苦八苦している中小企業経営者やマネジャークラスの方、あるいは次のような方であれば、多少なりともお力になれるはずです。

・先代から会社を継いで、周りとの軋轢《あつれき》を感じている方
・経営者になったものの、なにから手をつけていいかわからない方
・中小企業経営者として、自信が持てない方
・斜陽産業に属し、会社の将来に希望が持てない方
・理不尽なお客様への対処法が知りたい方
・社内で起きる人間関係などの諸問題にわずらわされている方
・社員をもっと成長させたいと思っている方
・自分がまだまだ未熟だと感じている方

知識を増やし、考え方の幅を広げることは、脂肪を落とし、筋肉を増やすような、一

見地味な取り組みです。しかし、そうした取り組みこそが、長期的にはもっとも大きな効果をもたらすものだと私は考えます。

人は、いくら着飾っても、その能力が上がるわけではありません。しかし、身体の内部が整えば、身体能力は向上し、発揮できるパフォーマンスは確実に向上します。それは経営者にとっても、会社組織にとっても同じです。

本書を読んでいただくことによって、皆様の考え方が少しでも良い方向に変わり、日々抱えている不安を減らすことができれば、筆者としてこれに勝る喜びはありません。

大原照平

ゼロからの二代目経営　実力ゼロ・経験ゼロ・引継ぎゼロの事業承継物語――【目次】

第2章　ガラスリサイクル業界

第3章　品質と営業力の関係

第4章　モンスター顧客に出遭ったら？

第2部 内部との戦い

第7章 工場が抱える問題

第8章 内部改善の決意

第1部

外部との戦い

第1章　入社してから取り組んだこと

父の他界

２００３年4月、私の父は突然他界しました。酒もタバコもやらず、健康体で持病もなく、毎日元気に働いていた父だったのですが、ある晩、寝ている最中に突然具合が悪くなり、そのまま帰らぬ人となってしまったのです。

当時私は24歳で、東京でＳＥ（システムエンジニア）として会社勤めをしていました。真夜中、母親からの電話を受け父の死を知らされた私は、始発の新幹線で実家に帰りました。そのまま父の葬儀を終えた私は、勤めていた会社をすぐに辞め、考える間もなく父が生前に経営していた会社に入社しました。親族や、幹部社員と話し合った結果、祖父が創業し、父が取り組んできた事業を私が継ぐことになったのです。

それまで私は、父の会社がなにをやっていたのか、ほとんど知りませんでした。知っていたのは「ガラスのリサイクルの仕事をしている」ということだけ。仕事の内容も、会社の経営状態もなにもわかりません。

数日前まで、サラリーマンとしてゆるゆると生きていた私は、父の死を嘆く間もなく、まったく見ず知らずの業界で、経営者として会社の舵《かじ》をとることになったのです。

新しい仕事を任されるとき、通常であればなにかしら引き継ぎがあるものです。しかし、私の場合、前任者であった父がすでにいなかったため、なにも教えてもらうことはできませんでした。右を向いても左を向いても知らないことばかりで、どこから手をつけていけば良いのか見当もつきません。社内で誰を頼れば良いのかさえわかりませんでした。

現在、弊社のグループは年商25億円前後、社員は60名ほどですが、私が入社したときの年商は8億円ほど、人数は35名くらいの組織でした。

平成31（2019）年度の中小企業白書によると、中小企業の売上高の平均は約4億8000万円（中央値は約9900万円）です。平均を上回っているとはいえ、事業規模は特別大きいわけではありません。しかしそうは言っても、業務の範囲は、私一人ですべてを把握することができるほど狭くもありませんでした。

やらなければならないこと、覚えなければならないことが山のようにあり、時間はいくらあっても足りません。私は、それまで趣味にしていたゲームやスキーをやめ、友人にも会うことなく、仕事が終わればすぐに帰宅して、会社や業界に関する資料や本を読み、深夜まで勉強をするようになりました。

今振り返ってみても、入社してから1年くらいのあいだは仕事以外の記憶がまったくありません。

「一刻も早く、会社のことを把握しなければならない」

私はそうした思いで必死でした。

対外業務に集中

当時、弊社の部署は3つに分かれていました。製品の生産をする製造部（工場）、対外的な業務をつかさどる営業部、経理や総務的なことを取り扱う総務部です。まことにお恥ずかしい話ですが、経営者を務めたことはもちろん、経営者の方と接したこともほぼ皆無だった私は、この頃、経営者というのは会社の隅々まで完璧に把握した、全能な存在だと思っていました。

そうした勘違いから、私は「経営者は完璧でなければならない」「自分もそうでなければならない」という根拠なき脅迫観念を持っていました。すべての部署の業務を同時に学び、すべてのスキルを身につけなければならないと思い込んでしまっていたのです。

私が毎日、朝から晩まで、仕事や勉強に勤《いそ》しんでいたのも、こうした思い込みによるものでした。しかし、私がそれぞれの部署の業務を均等に学んでも、会社の全容はなかなか見えてきません。

今思えば、それまで社会人経験が2年しかなかった私が、数週間ぽっちで、今まで携わったことのない業種の、会社の業務をすべて把握できるはずもないのですが、この頃の私は、早く一人前の経営者にならなければならないと気が急《せ》いていたのだと思います。

入社してから数週間が経ち、とくに営業部の仕事内容をあまり理解できていないという自覚があった私は、当時、営業部長だった南條さん（と言っても営業部は彼一名なのですが）に声を掛けました。

「業界のことをもっと知りたいので、営業の仕事を教えてください。営業先を回るときは私も一緒に連れていってもらえないでしょうか」

そんな私に南條さんは、「いつも現場と事務所に、出たり入ったりしてる君の都合に合わせて営業のスケジュールを組むわけにはいかないでしょ。俺も忙しいし、そんな面倒なことやってられないんだよね」と言いました。

「もし、営業の仕事について知りたいなら、教えてあげてもいいけど。それなら、営業の仕事に集中したら？　全部を同時にこなすのは難しいと思うよ」

トゲのある言い方でしたが、ごもっともな指摘だと思いました。


私は、これまで通りすべてのスキルを均等に身につけていくか、対外的な営業の仕事に注力するか、はたまた工場の仕事に注力すべきか迷っていました。

自ら判断がつかなかった私は、長年、弊社で工場長を務めてくれていた高山さんに相談することにしました。

「入社してから、いろいろなことをこなそうとしてきたつもりなのですが、なにも身についていないような気がします。南條さんにも、『営業の仕事をするなら、営業に集中してはどうか』と言われました。どうしたらいいでしょうか」

高山さんは、中肉中背で眼鏡をかけた、漫才師のオール阪神師匠のような風貌の方でした。穏やかな性格ではありますが、芯が強く、一度やると決めたら自らの意志で突き進んでいくタイプです。

「率直に言わせてもらえば、社長が工場のことをゼロから把握しようとすると、かなりの年月がかかってしまうと思います。今、工場は問題なく稼働できています。まずは社長が必要だと思うところから、集中して覚えていったらいいんじゃないですか。営業のことはわかりませんが、現場のことはそんなに焦って覚える必要はないと思いますよ」

「私が営業の仕事に注力してもご迷惑じゃないですか」

「工場のことは心配しないで、私たちに任せてください。責任をもってやります」高山さんは笑顔で言いました。

自分の身はひとつしかなく、できることは限られています。南條さんや高山さんの言うように、満遍《まんべん》なくこなそうとしていた私の仕事はどれも中途半端になっていました。冷静になって考えれば、現場の仕事を片手間で学んだところで、高山さんに代わって、いきなり工場の運営ができるようになるわけではないのです。「今すぐ私の力が必要だろう」というのは私が勝手に思い込んでいただけで、実際は工場に影響力を発揮できていたわけではありませんでした。

私は、南條さんと高山さんの言葉で、一人で気負っていた自分に気づかされ、そのおかげですべてを同時にこなしていくことをすっぱりと諦めることができました。

あれもこれも同時に取り組むのではなく、業務時間中は対外的な業務に集中することにして、それ以外の経営的な勉強は終業後にしようと決めたのです。


「心配しないで、私たちに任せてください」

私は、高山さんに言われたこの言葉を、17年以上経った今でも覚えています。このとき、彼は私の不安を感じとり、気持ちを和らげようとしてくれたのに違いありません。

父が他界してから、毎日不安に押しつぶされそうになっていた私は、会社に入ってから、初めて一息つくことができたような気がしました。同時に、自分は誰かに助けてもらわなければほとんどなにもできない存在なのだと痛感しました。

その日、帰りの車で高山さんの言葉を反芻《はんすう》しながら、私はガラにもなく車のなかで涙しました。高山さんは既に退職されていますが、このときの感謝を、私は生涯忘れることはないでしょう。

営業部長との確執

営業部の南條さんは、弊社の対外的な窓口を務めていました。それまで勤めていた大手企業を50代前半で退職して、弊社に来てくださった方です。漫才師のオール阪神師匠のようなシルエットの高山さんとは対照的に、長身ですらりとした、オール巨人師匠を細くしたような風貌の方でした。

その頃、私は、南條さんが取り組んでいた営業の仕事を覚えるべく、彼と二人で業務に取り組んでいました。

はじめのうち、彼は私のことを見下していたはずです。もちろん、表面的な態度は友好的でしたが、言葉の端々に私への不満や嘲《あざけ》りが滲《にじ》んでいるのを感じました。

一緒に仕事をし始めて数週間経ったある日のこと、私は南條さんに異を唱えました。彼の営業方針が、弊社にガラスびんを持ってきていただいている仕入れ業者様に対して、その価格を一方的に値下げする（＝弊社の利益が増える）ように要請していくというものだったからです。業界の慣習についてはよく理解していなかった私ですが、世間の相場から著しく外れていない価格であるにも関わらず、こちらにだけ都合の良い「win-lose」

の要求を一方的に押しつけ、それを呑まない場合は取引をやめることを辞さないという南條さんの主張には疑問を感じました。

私は、「もっと利益を上げたいからといって、理由もなく仕入れ業者様に負担を強《し》いるのには抵抗があります。もう少し業者さんのご意見を聞いた上で進めていきませんか」と提案しました。

南條さんは、そうした私の指摘にカチンときたようで、

「取引先との価格を交渉して、自社の利益を増やすのは当然のことだよ。そんな配慮をしていたら利益は増えないし、会社は傾いちゃうでしょ」と言い返されました。

私と南條さんは互いに譲らず、終業後の事務所で小一時間、議論を続けました。南條さんは議論の末に声を荒げ、

「そこまで言うんだったら全部自分でやりな。俺は、会社のために良かれと思ってやっている。営業のこともろくに知らない、君みたいな素人にとやかく言われたくないんだよ」と言いました。

「そういう言い方はないでしょう。会社を良くしたいのは私も同じです。私の言い分にも一理あると思いませんか？」思わず私も言い返しました。

南條さんはため息をついて、億劫《おっくう》そうに言いました。

「あのね、この際はっきり言っとくけど……。社長が急に亡くなって、俺がやらないとみんなが困るだろうと思って手伝ってるだけだからね。本当は君みたいな若い人に使われたいなんて思ってないから」

私が、南條さんに良く思われていないことは薄々気づいていましたが、面と向かってそこまで言われるほどだとは思ってもいませんでした。私が言葉を失っていると南條さんは、

「文句があるならいつでも辞めてあげるから、クビにしたいときはそう言ってよ」と続けました。

私と南條さんとの年齢差は30歳以上で、私は南條さんのお子さんよりもさらに年下でした。世の中の大半の人は、年下の無能な上司を持つことに大きな抵抗感を持つでしょう。このときの南條さんもそうだったに違いありません。

しかし私だって、私よりはるかに年上の社員の皆さんを尊重していたつもりです。自分が社長だからということを笠に着て、筋の通らない要求をしたり、不遜《ふそん》な態度をとったりしたことはないつもりです。

「親父が突然死んで、俺だって必死にやってるのにどうしてそんなこと言われなきゃい

けないんだ」そう思った私は、突き放すような言い方をした南條さんに対し怒りが込み上げてきました。

しかし、私は黙っていることしかできませんでした。言葉が出てこなかったからというこ ともありました。しかしそれ以上に、彼を怒らせ、辞められてしまうのが怖かったからです。もし、私が脊髄《せきずい》反射で怒りをぶつけたら彼はそのまま辞めてしまうかもしれません。

この頃の私は、南條さんに限らず、誰かから「辞める」と言われることを過剰に恐れていました。もし、このタイミングで南條さんやほかの社員に見限られてしまったら、会社の機能は停滞してしまうのではないか。そうしたリスクを冒すくらいであれば、納得のいかないことがあっても、余計なことは言わずにそっとしておいた方がいいのではないか。そうした葛藤の谷間を、私はいつまでも越えることができませんでした。

「じゃあ、今日は帰るわ」

扉を後ろ手に閉めて出ていく南條さんになにも言い返せず、私はその姿を見送るしかありませんでした。

歯がゆい思いでした。南條さんにも腹が立ちましたが、そんな態度をとられてまで人の顔色を窺わなければやっていけない自分の非力さに虫唾《むしず》が走りました。

このとき私は、一刻も早く会社の全容を把握し、実力を伴った経営者になることを誓ったのです。

営業部長から学んだこと

私が最初に取りかかる仕事として、対外的業務である営業を選択したことにはいくつか理由がありました。

当時の南條さんは50代後半。社内でも最年長だったため、定年も数年後に迫っていました。もし、彼がなんらかの事情で突然いなくなってしまえば、営業の業務がわかる社員は一人もいなくなってしまいます。そのため、彼の仕事をほかの誰かができるようにしておくことは喫緊《きっきん》の課題でもありました。そうした問題を考えたとき、現場よりも、営業の業務を覚えることが先決だと思いました。

また、南條さんは大手企業で30年以上、営業部門に勤めていた方でした。そんな彼から、営業のスキルを直接学べる機会は滅多にあるものではありません。営業の仕事に携わったことのない私にとっては、このうえない学びになると思いました。

入社間もない時期で、私の役員就任の挨拶をするという名分もあり、お客様のところにお邪魔しやすかったため、私は南條さんと二人でいろんな会社や自治体を回る機会に恵まれました。（弊社では、ガラスびんを入荷していただいている仕入れ業者様と、製品を購入していただいている納入業者様、いずれの取引先も「お客様」と呼んでいます）

前職がSEで外部の方と接する機会が少なかった私にとって、営業の仕事は新鮮で興味深い体験でした。このとき私が意識していたのが、自分の足でお客様の会社を見て回り、知らないことをどんどん減らし、知識をどんどん蓄えていくという学び方でした。

例えば、手元の顧客リストでお客様のHPを確認したり、取引額を眺めたりしていても、一度もうかがったことのないお客様のイメージは膨らみません。しかし、一度でも訪問した会社であれば、顧客リストを眺めただけでも、取引量や取引金額などの細かな情報も頭に入りやすくなります。

効率の良い学習とは、「既知のものと未知のものをつなげる学習」と言われます。

例えば、サッカーのオフサイドというルールを説明するとき、サッカーを見たことのある人に伝えることはそれほど難しくありません。しかし、サッカーのことをまったく知らない人に、オフサイドについて説明するのは非常に難しいでしょう。

それと同じように、自分がまったく知らない領域、すなわち未知の言葉を、べつの未知の言葉で説明されたとき、学習効率は非常に悪くなってしまいます。効率の良い学習の本質は、自分の知らないものを知っているものに結びつけること。つまり、「既知のものと、未知のものを結びつける」ということなのです。

この原則に従って、私は自分の足を使ってベースとなる知識を増やしていきました。基礎知識を増やすことでそれが他のものに結びつき、さらに知識を増やすことができる。この頃の私は、意識的にそうした学び方を心がけていました。

また、さまざまな人の話を聞き、業種の雰囲気を肌で感じることで、自治体や廃棄物業者の「よくある形態」、すなわち業界における「普通」の感覚をとらえることができるようにもなりました。

普通の感覚を身につけることは、なにをする上でも非常に重要なポイントです。

例えば、美しい文章を書こうと思ったとき、日本語の文法を身につけていなければ書くことはできないでしょう。ときとして名文は既存の文法から外れたところから生まれるものですが、それは「普通」を知った上での話です。型がなければ、型破りな文章を書くことはできません。同じように、我々の業界においても、一般的な価値観や考え方、常識を知らなければ、お客様と対等に話をすることはもちろん、新しい提案をすることもできないのです。

時間をかけてさまざまなお客様を回らせていただくなかで、私は南條さんから、いろんなことを学ばせていただきました。実のところ、初っ端《しょぱな》からかなり厳しい言葉を浴びせられていたこともあり、南條さんのことが苦手でした。

しかし、彼の営業力は高かったので、そうした私情を脇に置くことさえできれば、彼を見習うことで、着実に成長することができます。

たまに、先の例のように取引業者様にこちらの都合を押しつけてしまうようなところもありましたが、それでも彼から学ぶべきところはたくさんありました。とくに、人との距離をつめることに関しては素晴らしいスキルを持っていました。

私がもともとネガティブ思考で、人づきあいに苦手意識を持っているということもあるのでしょうが、当時私がいだいていた営業マンのイメージはこんな感じでした。

「部長、久しぶりっすね！　最近ゴルフどうっスか⁉」

「こないだ、ようやくベストスコアを更新したんだよ」

「すげー！　さすがッスー！　肌、黒いっすねー」

30分後。

「じゃー今度、ゴルフ行きマッショー！」

「いいね、ぜひ。そう言えば仕事の話、全然しなかったね……」

「インスヨインスヨ！　肌、黒いっすねー！　アハハハハ」

ちょっと誇張しすぎのような気もしますが、私は、こんなふうに生まれつきポジティブでハイテンションで、人づきあい大好きな人が、優秀な営業マンなんだろうなと勝手に思っていたのです。

南條さんがこのような方だったら、私の心は折れていたかもしれませんが、幸いにも彼はそうしたタイプとは真逆で、常に落ち着いた雰囲気を身にまとっていました。笑顔を絶やさず、相手の話を興味深そうに聞きながら、要所では論理的にこちらの主張を伝える。人たらしというわけではなく、ロジックで相手と接するタイプの方でした。

見慣れないお客様が、南條さんととても楽しそうに話している様子を見たそのあとで、私が、「すごく仲がいいんですね」と言うと、「いや、さっき初めて会ったんだよ」という答えが返ってくるのはしょっちゅうでした。

さしてエネルギッシュに見えるわけでもないのに、どんな相手とでも旧知の間柄であるかのようなフレンドリーな関係を一瞬で構築してしまうのです。彼の応対を見ていると、「さすが、長年営業畑でメシを食ってきただけのことはあるな」とうならされました。

私は、あるとき南條さんに尋ねてみました。

「誰とでも笑顔で親しげに接していますけど、あれは演技なんですか？」

「演技でもあるし、本気でもある」と彼は言いました。「演技を続けているうちに、それが本気になってくるんだよね」

彼は続けてこう言いました。

「最近、『やりたいことを探す』って言って、いつまでも仕事に就かない人がたくさんいるだろ。ああいうのって時間の無駄だと思うね。まずはやってみなきゃ。やってみて、やってるうちにその気になって、その気になったときには自分のものになってる」

「そんなもんですかね」

「そんなもんだよ」

自分の世界に引きこもりがちで、人に合わせるのが苦手だった私は、人たらしにはなれないことはわかっていました。しかし、南條さんのようなスタイルであれば、私にもできるかもしれない。

そう思った私は、営業力を少しでも上げるべく、彼のやり方を徹底的に真似することに決めたのです。

京都のおっさん【その１●人に影響を与える原則】

営業を始めてしばらく経ち、私は業界の知識を徐々に蓄えつつありましたが、それでも話題についていけないことがまだまだありました。南條さんと二人で営業に行って商談をするとき、取引先の方の目線は、たいてい南條さんの方を向いていました。南條さんは、会社の代表である私のことを可能な限り立ててくれていましたが、やはりお客様は、経験も長く、話が通じやすい彼の話に注目します。

南條さんに比べて経験が足らないのは栓無《せんな》きこととは言え、お客様のそうした対応は、私にとってとても悔しいことでした。負けず嫌いだった当時の私は、会社のためにも、自身の満足度を高めるためにも、もっと人を動かせるような人間になりたいと思いました。

私は、人を動かせるようなイメージのある先輩や知人に話を聞いて、そうした悩みを解決しようとしましたが、なかなか腑《ふ》に落ちるような答えはみつかりませんでした。そんなとき、あるセミナー講師の方と知り合いになり、その方が教えてくれたことが私に大きな気づきを与えてくれました。

その方はいつも京都で仕事をしているセミナー講師の方でした。たまたま名古屋の講演会後の懇親会で直接お話を伺う機会があり、そこで人を動かすための原則、すなわち人に影響力を与えるための原則について私に教えてくれたのです。

「人に影響を与えるために必要な要素はなんやと思う？」

「信頼ですかね」

「ってことは、信頼がある人、イコール影響力がある人ってことやな。じゃあ君は、人に信頼されてへんってことなんか？」

「いや、そこそこ信頼はあるかと。少なくとも、信頼度が低いってことはないと思います」

「だったら、既に人に影響を与えられる人間になっとるはずやろ」

「たしかに……」

ヘビースモーカーだった彼は、吸っていたタバコを灰皿で揉み消しながら言いました。

「ええか。人は自分が尊敬しとる人間からしか影響を受けようとしない生き物なんや」

「尊敬ですか」

「せや、尊敬や。ここで勘違いしやすいのは、信頼ではないってことや」

すぐに、新しいタバコを取り出して火を点けます。既に彼の灰皿には4本のタバコが捻じ込んでありました。吸いすぎだろおっさん、と思いましたが初対面だったので黙っていました。

「今まで、自分に影響を与えてきた人はどんな人やった？　一人ひとりの顔を思い浮かべてみ？」

私は、今まで自分に大きな影響を与えてくれた人の顔を何人か思い浮かべました。そこには南條さんの顔もありました。私が「この人の話ならちゃんと聞いてみよう」と思えるのは、たしかに私が尊敬している人ばかりでした。全面的に尊敬している人はもちろんのこと、部分的にでも尊敬できるところがあると、その人から積極的に学ぼうとしていました。当時の私が苦手としていた南條さんから学ぼうとしていたのも、彼の営業力が高く、尊敬できるところがあったからです。

「たしかに、尊敬している人ばかりですね」

「今度は、信頼してるけど、尊敬できへん人を思い浮かべてもらってもええか？」

私は、よく一緒に会う腐れ縁の友人や、人はいいけど仕事は苦手だったかつての同僚などを思い浮かべました。頭のなかで彼らの顔を並べると、たしかに彼らから影響を受けることはあまりありませんでした。

「嫌なこと訊《き》くけど、自分がそのなかで、内心は見下してるような人はおらへんか？」

思い当たる節《ふし》があった私は恥ずかしい気分になりました。私はうなずきました。

「せやろ。信頼っていうのは、基本的には尊敬と関係ないんや。もちろん、人間なんやからある程度の人間性は必要やで。ジャックナイフで斬りつけるのがクセで、過去に2、3回捕まっとる、なんてのは論外や」

彼は続けます。

「でも、信頼から影響力は生まれへん。信頼できる人は、自分を居心地良くさせてくれるかもしれへんけど、その人から得られる学びはほとんどない。もちろん、信頼も尊敬もできる人が最高やで。でも、どっちかしか持ってない人とつきあうんやったら、尊敬できる人を選んだ方が成長できる」

「なるほど」

「もっと言えば、尊敬の度合いが大きい方が、影響力は大きくなる。

例えば、宗教とかで普通のおっさんを教祖として神格化する。めちゃくちゃ尊敬させるわけや。そうすると教祖様がちょっといいこと言うだけでも、涙流して喜ぶやつが出てくる。ちなみにそういう人たちのこと、なんて呼ぶかわかるか？」

「信者ですかね」

「そうや。信じる者って書くやろ。でも、それは嘘やで。宗教家が、尊敬の原則を隠すために『信者』っていう言葉をつくっただけや。どうせなら『尊者』にした方がええ。まあ、それだと意味変わってまうけどな」

「信者ってそういう意味だったんですね」

「いや、そこは俺のネタや。説明するときに、相手にわかりやすく伝えるための優しい嘘や」そう言って彼は一人で大笑いしました。

このおっさん、なんなん？　と思いました。

「まあ、冗談は置いといて。尊敬の度合いが、影響力に比例するんやとしたら、自分が人に影響を与えようと思ったらどうすりゃええと思う？」

「そりゃ、人から尊敬される人間になるべきですね」

言われるまでもなく明らかでしたが、私はハッとしました。私は、社員や取引先の方たちに、「尊重」や「信頼」はされていても、「尊敬」はされていなかったのだと気づきました。

「そういうことやな。人に影響を与えたかったら、人から尊敬される人間にならなアカン。もちろん、宗教団体の教祖を目指せって言っとるわけやないで。そこまでいかんでも、『こいつすげーな』とか、『この人の話はためになるから聞いてみたい』と思わせるくらいのレベルでも十分や。いい意味で人から一目置かれとったら、それは尊敬されとると思っててえぇ」

「なるほど」

たしかに教祖レベルを目指す気にはなりませんが、そのくらいであれば私にもできるかもしれないと思いました。むしろ、経営者として組織を引っ張ろうとしている以上、そのくらいのレベルにならなくては話にならないでしょう。

「ちなみに、尊敬される人の定義はあるんですか？」

よくぞ聞いてくれた、という感じで彼はタバコの煙を吐き出して言いました。

「いろんな意味で、『実力がある人間』ってことやな。結局、人は実力を持った人間から学びたいんや。その逆で、一番ダメなのはできるふりをしたり、知ったかぶりをしたりする人間や。そういうのはすぐに見透かされる」

そう言って、おっさんは再びタバコに火を点けました。既に6本ものタバコを空気に溶かしています。吸いすぎだろおっさん、と再び思いましたが黙っていました。

「人間性が悪すぎると誰からも相手にしてもらえんようになるから、そこは注意せなアカン。けど、信頼されるだけのお人よしになるのも同じくらいアカンで。自分の目の届く範囲、つまり年商1億円くらいまでのビジネスをしたいんやったらそれでもなんとかなるかもしれん」

「私は最低でも50億。できれば100億の売り上げを実現したいと思ってます」私はそのとき自分が思っていた願望を伝えました。

「それやったら、今よりももっと尊敬される人間にならなアカンな。人から信頼されて、尊敬も集められる。そんな人間になった方がええよ」

彼から話を聞いたあと、私は、「尊敬」について考え始めました。自分が今まで影響を受けてきた人の特徴は、仕事力の高い人、教え方のうまい人、コミュニケーション力が高い人、能力的に尊敬できる部分がある方たちでした。それらを抽象化すると、彼が言っていたように、「実力のある人」という言い方は的を射ていると思いました。

この話を契機に、私は「実力のある人間」になりたいと強く願うようになりました。

人との距離を縮める原則

影響力のほかに、私にはもう一つ悩みがありました。それは、自分から人に話しかけるのが苦手だったということです。

当時、仕事で接するお客様は、内外問わず、はるかに年上の方ばかりだったこともあり、私は彼らに対してどのように接していけば良いのかわかりませんでした。お客様と接するための適切な距離感がわからず、相手に話しかけられないまま、ただ話を聞いていることが多かったのです。

もちろん相手の話に熱心に耳を傾け、相槌《あいづち》を打つことで、相手は饒舌《じょうぜつ》になります。それによって相手が上機嫌になり、いろんな話を聞くこともできたので、そうした接し方がことさら悪いというわけではないでしょう。しかし、私はそれで満足することができませんでした。

南條さんと私の大きな違いは、お客様との距離のつめ方でした。打ち解けるスピードがまるで違うのです。もちろん私がお会いしているお客様は、40～60代の責任者クラスの方が中心だったので、南條さんの方が世代的にも近く、打ち解けやすかったということもあるでしょう。しかし、そうしたことを差し引いても彼と私では、なにかが根本的に違っているような印象を受けました。

サッカーにたとえると、彼は自らドリブルで切り込み、果敢にゴールを狙っていくのに、私は中盤でずっとパス回しをしているような感じです。なにを話したらいいか考えれば考えるほど、話しかけるタイミングを見失ってしまい、そのまま黙り込んでしまうようなことが、私にはしばしばありました。

南條さんが言っていた、「演技をしているうちに、本気に変わっていく」という考え方も腑に落ちていたので、営業を続けているうちに、そうした技術も身についてくるだろうと考えていましたが、なかなかうまくいきません。

そうした悩みを抱えていた私は、思い切って南條さんに相談してみました。

「君はまだ若いし、年齢の問題はたしかにあるから、仕方ない部分もある。相手が若すぎるってだけで、話に耳を傾けようとしない人も一定数いるからね。ただ、アドバイスできることがあるとすれば、君は相手のことを『取引先の大切なお客様』だと思ってるんじゃないのかな」

「はい、そう思ってます。それだとダメなんですか？」

「お客さんと打ち解けたいと思うのなら、それはあんまり良くないと思うよ。もちろん相手をお客さんだと思って尊重するのは大事なことだ。でも、相手のことを『お客様』として接していたら距離はいつまでも縮まらない」

「どういうことでしょう？　お客様を大事にするのがダメってことですか？」

「大事にするのがダメってわけじゃない。過剰に持ち上げて、『特別な人』という壁をつくるのがダメなんだよ。それをやっていると永遠に打ち解けることはできない」

たしかに当時の私は、お客様のことを、「絶対的に尊重しなければならない唯一神」のように祭り上げていました。お客様を一人の人間としてではなく、「お客様」という記号にくくりつけて接していたのです。

「俺たちはホテルマンじゃないからね。相手の一挙手一投足を気にして、一分の隙もないサービスをしようとしてるわけじゃない。相手は、君にそんなサービスを求めてないと思うよ。もし酒の席で、周りに座ってる人全員に、新人ホテルマンみたいな応対をされたらどう思う？」

「とっても窮屈に感じますね」

「よく、人間関係は鏡のようなものだって言うけど、自分が相手のことを敵だと思えば、相手も自分のことを敵とみなす。君の場合、さすがに相手を敵だとは思っていないだろうけど、お客様のことを『必要以上に持ち上げなきゃいけない人』だと思ってるだろ。そういうオーラが相手に伝わってるんじゃないかな。相手はそんな君を見て、窮屈に感じてるかもしれない」

「なるほど」南條さんの言っていることに合点《がてん》がいきました。

「お客さんとの人間関係っていうのはそういうものじゃないんだよ。これは俺のやり方だけど、まず自分がガードを下げて、相手の話に耳を傾けて、相手のことを理解しようとする。そして、話しかけるときは、自分の友達に話すのと同じような感覚で伝える。必要以上に構えずにフラットな姿勢でいればいい」

たしかに南條さんの言う通り、私はさながら、ガチガチにガードを固めて相手の攻撃を待っているボクサーのようでした。私は、「相手と仲良くできたらいいのに」と思いながら、自ら相手の懐《ふところ》に入るのを拒否するという、矛盾した行動をとっていたのです。

「自分のことを嫌ってて、『お前とは絶対に仲良くなりたくない』ってオーラを出してるやつと仲良くすることはできないだろ。だからその逆をやればいい。『自分はあなたと友達になりたい』と、心から思い込んで接すること。そう思えなくても、演技してでもそう思い込もうとしてみること。そうしたら、相手も同じように自分のことを友達と思ってくれる。絶対にそうなるとは言い切れないけど可能性は上がる。だからお客さんであっても仰々《ぎょうぎょう》しく構えず、友達と思って普通に接すればいいんだよ。もちろん、最低限の礼儀はわきまえたうえでね」

「なるほど。やってみます」

「まあ、そうは言っても、俺もフレンドリーにやりすぎて失敗したことあるけどね」

「そんなことあるんですか？」

「あるよ。いくらでもある。一番ひどかったのは、30代の頃、取引先の人に、『どうだい南條君、このノートPC薄いだろ』って言われて、思わず、『薄いですねー。部長の頭みたいですねー』って言っちゃったことだね。そのまま担当、外されたよ」

笑って話す南條さんにつられて、私も笑いました。

第2章　ガラスリサイクル業界

弊社の事業概要

営業のことは南條さんに教わりつつ、私はいろんなことを学びながら考え方を広げ、少しずつスキルを伸ばしていきました。

ここからは遅ればせながら、弊社のメイン事業でもあるガラスリサイクル事業についてご説明させていただきます。弊社の事業はニッチなので、あまりご存じない方も多いと思います。ここでは本書を読み進める上で支障をきたさない程度に、ガラスびんのリサイクルについて、概要を手短《てみじか》に記しておきます。

弊社が行っている主な業務は、使用済みのガラスびんから「カレット」を製造することです。業界内では、弊社のような業態の業者は、「カレットメーカー」と呼ばれます。

カレットとは、ガラスびんを破砕し、異物を取り除いたガラスチップのことで、純度の高いカレットはガラスびんの原料にすることができます。

一般の方にはよく勘違いされるのですが、我々カレットメーカーはガラスびんを溶かしてガラスびんを製造しているわけではありません。資源ごみであるガラスびんを集めて、カレットに加工し、出荷するところまでを業務の範囲としています。

ちなみに我々カレットメーカーが製造したカレットは、ガラスびんを大量に生産している「ガラスびんメーカー」様に納入します。ガラスびんメーカーは、そのカレットを1500度にもなる高温の窯でドロドロに溶かして成型し、再度ガラスびんに生まれ変わらせるのです。

我々カレットメーカーは、社会のごみを減らすと同時に、ガラスびん製造のための原料を供給するという、資源を循環させる役割を担っているのです。

弊社のカレットメーカーとしての業務は大きく3つのパートに分かれます。

①入荷=使用済みのガラスびん（資源ごみ）を集める。
②製造=ガラスびんを工場で加工し「カレット」にする。
③出荷=「カレット」をガラスびんメーカーに納入する。

以上の3つのパートのうち、「①入荷」と「③出荷」のパートを営業部が受け持ち、「②製造」を製造部（工場）が担っています。入社当初、私が注力していたのも入出荷に関わる業務がメインでした。

各工程の説明

まず第1の工程、入荷についてご説明します。

弊社の岩倉工場には、愛知県を中心とした東海エリアのあちこちから、あらゆる種類のガラスびんが集まってきます。その内訳は、自治体が資源ごみとして回収したガラスびん、酒屋や飲食店などの小売業で使用されたガラスびん、ビールびんや一升びんを集めている「びん商」で廃棄されたガラスびん、廃棄物業者が排出者の方から回収したガラスびん、などです。

現在では各ルートを通じて、愛知県の95％以上のガラスびんが弊社に集まってきています。愛知県以外では、

・東海エリア（岐阜・三重・静岡）

・甲信越エリア（長野・新潟）
・関東エリア（東京・神奈川・埼玉・山梨・群馬）
・関西エリア（大阪・兵庫・京都・奈良）
・北陸地方の一部のエリア（石川・福井）

あたりが回収エリアであり、弊社を中心に半径400キロくらいから大型車やトレーラーでガラスびんを引き取ったり、お持ち込みいただいたりしています。

現在では日本で使用されているカレットの10％ほどを弊社で製造させていただいており、その生産量は全国で第二位です。


続いては、第2の工程、工場でのカレット製造についてです。

純度の高いガラスチップであるカレットは、ガラスびんの原料として再利用できます。（まれに資源ごみであるガラスびんのことをカレットと呼ぶ方もいらっしゃいますが正確ではありません。業界では、異物を除去し、均一に砕かれたガラス片の状態。すなわち、ガラスびんの原料として、窯に投入できる状態のガラス片を指してカレットと呼びます）

弊社では工場のラインに使用済みガラスびんを投入して、カレットを加工していきます。

投入するガラスびんは、資源ごみとして回収されたものがほとんどなので多量の異物が含まれています。ラベルやキャップなどの付属物、ペットボトルや空き缶などの他素材の資源は当然混入してきますし、ごみ袋がそのまま入ってきたりすることもよくあります。近年はマナーも良くなり、そうした異物は減りつつありますが、まれに包丁や家電など、目を疑うような禁忌《きんき》品が混入していることもあります。

そうしたガラス以外の異物を弊社の工場で取り除き、品質の良いガラスチップを製造することが第2工程の核となる部分であり、弊社の主業務です。

とくに、弊社のようなカレットメーカーがもっとも頭を悩ませているのが、茶碗などの陶磁器や耐熱ガラスのような、ガラスびんと似た特性を持った他素材の異物です。

突然ですがここで問題です。

市中から大量に集められ、細かく割れてしまったガラスびんのなかに、陶磁器の欠片《かけら》が入ってしまっていた場合、皆さんだったらどうやってそれを除去するでしょうか？

除去する対象が鉄であれば、磁石を使えばいいということは、どなたにでも想像できるかと思います。アルミや鉛のような金属は磁石にくっつきませんが、そうした金属を除去する機械もありそうでしょう。

しかし、無数に割れたガラスびんのなかから、たったひと欠片の陶磁器を取り出す方法は、業界以外の方はなかなか思いつかないのではないでしょうか。

単純に思いつくのは、「人の手」を使うという方法でしょう。もちろん、それも方法のひとつではあります。しかし、弊社が生産している、1日あたり250〜350トンほどのカレットをすべて人海戦術で選別するのはほぼ不可能です。途方もない時間と労力がかかってしまうことは想像に難《かた》くないでしょう。

弊社ではこうした異物の除去作業を、ほぼすべて機械によって行っています。ヨーロッパ製のこの機械は、大量のガラス片一枚一枚を、センサーを使って画像処理し、異物のみをエアーで弾いて除去するという特殊な機構を持っています。

弊社は30年ほど前に日本で初めてこの種の光学選別機を導入し、のちに後継機などを大量に追加することで、設備の自動化に努めてきました。

それ以外にも、従来ではあり得なかった「水を使わずにカレットを製造するライン」を完成させるなど、弊社はさまざまな技術を駆使してイノベーションを実現してきました。

そのシステムは、経済産業省の外郭団体でもある財団法人クリーン・ジャパン・センターに、環境に関する革新的なプラントとして認められました。そしてその支援を受けて、平成9（1997）年に新設したのが現在の主力である岩倉工場です。

現在、業界では弊社のプラントを参考にした、水を使わないで光学選別機により異物を除去するドライ方式が主流になっています。弊社ではその後も技術力向上を図り、現在では色が混ざった状態のガラスを色分けしたり、世界中でも弊社でしか製造できない品種のカレットを納入業者様に提供したりしています。

最後に第3の工程である出荷についてです。

第2工程で製造したカレットを、ガラスびんを製造している業者様（ガラスびんメーカー）に納入します。

昔は、回収したガラスびんをカレットに加工し、地元のガラスびんメーカーに納入するという地産地消スタイルが比較的多かったのですが、現在ではサプライチェーンの変化により、中距離〜遠距離の輸送も増えてきています。

弊社の場合は、中部、関東、関西エリアに出荷しており、業界内での物流形態にも少しずつ変化が見られるようになってきました。

ちなみに当業界では、弊社のようなカレットメーカーの納入先は1社だけである場合がほとんどで、多くても2社であるというのが一般的です。

例えば、「山田カレット」というカレットメーカーがあったとすると、山田カレットはガラスびんメーカーであるA社にカレットを納入するのみで、それ以外のB社にも納入するということはあまりありません。

もし、山田カレットがB社に納入したいと思った場合は、もともとB社に納入している「鈴木カレット」という、既に取引している業者様経由で、間接的に納入することがほとんどなのです。自動車メーカーでいう「系列」のような文化がこの業界にもあると言えばわかりやすいかもしれません。

そうした系列的な壁を乗り越えて、弊社は着実に取引先を増やし、現在では国内最多である、６社９工場の出荷先と直接お取引させていただいています。

衰退しているガラスびん業界

実のところ、現在、ガラスリサイクル業界は衰退の一途を辿っています。その最大の理由はガラスびんの生産量が激減しているからということに尽きるでしょう。ガラスびんが減少すれば、我々が回収できるガラスびんは少なくなります。当然、出荷できるカレットもそれに比例して減少します。

話はガラスびんから逸《そ》れますが、プロダクトライフサイクル（以下、ＰＬＣ）という言葉があります。

これは、ある一つの商品が、市場に登場してから消失するまでの売上高の推移のことです。市場に出ているすべての商品は導入期、成長期、成熟期、衰退期の４段階に分類できます。

このＰＬＣの横軸は時間であり、その全体の長さが、一つの商品の寿命ということになります。この全体の長さは商品によって大きく変わりますが、４種類の時期が順に訪れるということは変わりません。

例えば、1983年に発売され、一世を風靡《ふうび》した任天堂の「ファミリーコンピュータ（以下、ファミコン）」は、導入期である初年度の出荷台数が45万台（7～12月）でした。2年目は認知度が上がり165万台に成長（導入～成長期）。

3年目にはモンスターソフト「スーパーマリオブラザーズ」が発売されたことで認知度が飛躍的に上がり、その2年間で約760万台を販売しています（成長～成熟期）。その後5年間はコンスタントに100万台以上を販売し続けますが、勢いは弱まって1995年には出荷台数は8万台に落ち込み（成熟～衰退期）、最終的に2003年に生産が終了します。つまり、ファミコンは21年の間に4段階の時期が推移したということです。


また、同じおもちゃ業界で言えば、タカラ（現、タカラトミー）の「たまごっち（第一期）」の場合は、2年という短い期間に導入～衰退を推移しており、逆に同社でもっとも売れている「プラレール」シリーズは1959年に発売されてから60年以上経った今も売れ続けています。このようにPLCの期間は各商品によってまったく異なります。

しかし、同じ商品を、同じように販売しているだけでは、いつかは必ず衰退期が訪れることは誰でも想像できるでしょう。

任天堂はそうした市場原理に抗《あらが》うべく、ファミコンが衰退し始めた最中にその後継機であるスーパーファミコンを販売しています。これによって、ファミコンの衰退は加速したはずですが、新たな柱を立てなおすことで、ファミコンの売上減を打ち消すことに成功しており、任天堂はそのあともこうした戦略を選び続けています。

プラレールにしても、商品のラインナップを増やしたり、「機関車トーマス」のようなキャラクターとコラボするなどしたりしていますが、こうした戦術もPLCの延命を図った結果でしょう。

こうしたPLC目線による戦略には、我々も学ぶところが大きいはずです。

あまり詳細な説明をしているとキリがないのでこのくらいにしておきますが、このように、市場に発売されている商品はPLCのいずれかの時期に該当することになります。たいていの商品は、導入してからまったく成長することなく、一瞬で衰退期に突入し、そのまま消えていってしまうことがほとんどなので、たとえ短くとも成長期や成熟期を迎えることができた商品は、かなりの売れ筋商品だと言えるでしょう。

話をガラスびんに戻すと、ガラスびんの生産量はバブル最盛期の1990年がピークで、その際の生産量は全国総量約250万トンほどでした。

ガラスの歴史は非常に古く、その起源は3000年以上前のエジプト・西アジアと言われています。その後、ガラスはヨーロッパを中心に使われるようになり、日本国内で初めてガラスびんが導入されたのは今から約130年ほど前の1890年頃と言われています。

そこから成熟期まで、ちょうど100年が経っているわけですから、PLC的にはかなりのロングセラー、いわゆる「定番商品」であると言えるでしょう。そののち、1990年から30年間、ガラスびんの生産量は着実に落ち続けています。約250万トンあった全国のガラスびん生産量は2014年には125万トンに半減し、2019年には100万トンを切って99万トンになってしまいました。さらには、コロナ禍によって2020年の生産量が80万トン台に落ち込むことは確実視されています。つまり、現在、この業界は衰退期の真っただなかにいるということです。

こうした流れを変えるには、劇的な法改正（例えば、マイクロプラスチック問題によるペットボトルの規制など）のような人為的な力が必要だとの声もあります。しかし、その望みは薄く、もしガラスびんの生産量が増えたとしてもそれは短期的なものにすぎないと私は思います。ガラスびんの復権よりも、環境に優しいプラスチックの亜種や、他素材などが開発される可能性の方が圧倒的に高いでしょう。

このような過酷な状況で、今後、ガラスびんの需要が劇的に、かつ長期的に増える見込みはまずないと私は考えています。

衰退業界で考えた今後のこと

私が入社した2002年以前から、既に業界ではそうした状況が危惧《きぐ》されていました。入社してから数年が経ち、いつの頃からか南條さんも私のことを認めてくれるようになり、私たちは二人三脚で営業の仕事を切り盛りするようになっていました。ようやく業界のことを理解できてきた私は、この頃になって、今後の「会社の方針」について考えるようになりました。

それまでの私は、経営といってもどうしていいかわからず、現状を維持することだけに努めていました。それで満足していたという意味ではありませんが、お客様に迷惑をかけないように会社を維持することに精一杯で、未来のことを考える余裕がなかったのです。

しかし、やはり企業というのは継続して成長しなければなりません。なぜなら、社会の流れについていけなくなった会社は、周りからあっという間に取り残され、滅んでしまうのが常だからです。一刻ごとに世界が進歩しているなかで、停滞をするということは、相対的に見れば後退しているのと同じです。とくに、我々のように30年以上市場規模が落ち続けている斜陽産業ではなおさらです。


「今の状態は悪くはない。でも、現状に甘んじていたら会社は衰退し、滅びてしまう」

そう思っていた私は、現状維持の状態から脱すべく、会社を成長させるための方針を固めようと思いました。

とは言うものの、私には立派な戦略を立てる技量などありません。私はシンプルに、「今、この瞬間から自分たちが取り組めて、長期的に自分たちのためになること」という基準で、二つの方針を立て、進めていくことにしました。

その一つが、「既存事業の拡大」でした。ＰＬＣの観点から、私は業務の範囲を少しずつ拡大しなければならないと思っていました。「広く浅く」企業の力をアップさせていくという方針です。

と言っても、ラーメン屋やキャバクラを始めるなどといった、ノウハウのない業界にいきなり進出しようとしたわけではありません。現時点で、弊社は9社のグループ企業になっていますが、あくまでもこの時点では、既存業務の特性を生かした拡大を考えていました。

ちなみに、本書では触れておりませんが、この方針ののちに立ち上げた障がい者の福祉事業は、支社・支店を増やして成長しています。今では、外注業者として弊社の業務を手伝ってもらっており、場合によっては弊社に就職していただいたり、障がい者の方たちの力は、弊社にとってなくてはならない存在になっています。

もう一つの方針は、本章でこの先お伝えしようとしている、「狭く深く」企業の力をアップさせるという方針でした。弊社のメイン事業であるカレット生産のために、工場の生産力・生産技術を高め、商品力をアップすること。すなわち、カレットの品質を向上させるということです。

第3章　品質と営業力の関係

品質は既に最高クラスだった

私が入社した当初、弊社の品質は既に業界でトップクラスだったはずです。あえて自らナンバーワンと申し上げないのは、すべての同業者の品質を俯瞰《ふかん》できるような公式データは存在せず、絶対的な基準で品質を比較する術《すべ》がないからです。

ただし、データはないものの、品質がナンバーワンだと言える推測の根拠として、以下のことを言い添えておきます。

・ガラスびんメーカーの担当者様が納入業者の品質データを集計しており、その月次レポートで弊社のカレットの品質が常に最上位だったこと。

・ある納入業者様の全量検査で、弊社のカレットが他社の10分の1以下の異物量であったこと。

・弊社に来られた同業者の方たちは、全員、弊社の工程や品質の良さに驚かれること。

・弊社の持っている技術を同業者に提供（あるいは彼らが模倣）することで、その会社の品質が大きく向上した、という旨をガラスびんメーカー様からよく言われていたこと。

このような評価をいただいていた時点で、かなり良質なカレットを納入先に提供できている自信を持っていました。そうした状態から、弊社はさらにカレットの品質を向上させ、同業他社の追随を許さない品質を目指すことにしたのです。

その理由は大きく三つありました。

さらに品質を高めようと思った三つの理由

品質を高めようと思った理由の一つ目は、品質が「完璧」ではなかったからです。

弊社の品質を他社と比べた場合、この時点で相当に良かったわけですが、それでも納入先のお客様を１００％満足させていたとは言えませんでした。お恥ずかしい話ですが、数か月に一度くらいの割合で返品が出てしまっていたのです。

突っ込んだ話になりますが、国内のカレット規格は大変厳しく、業界で定められた規格では、石や陶磁器の異物は、全体量に対して0・0015％しか許容されていません。納品先では全量検査をすることは現実的に不可能なので、250キログラムの抜き取り検査をするのが通例です。このなかにわずか3・75グラム分の陶磁器があればアウトということです。これは体積にして人の小指の第一関節くらいの欠片です。

さらに、もっとも厳しいのは結晶化ガラス（耐熱ガラスの一種）で、その混入割合は0％でなければ認められません。トラック1車のなかに1ミリグラムでも存在していたらアウトということです。名古屋から東京までトラックを走らせても、陶磁器ひと欠片、もしくは結晶化ガラス1ミリグラムで返品になってしまうという、そのくらい厳しい規格なのです。

業界と無関係な方がこの話を聞けば、「そんなの、ほぼゼロじゃん」とお感じになられるかと思います。こうした厳しい規格は世界中を探しても日本だけであり、当時の同業者のあいだでは、このような規格は過剰ではないかとの声もあがっていました。しかし、私はそうした主張には同調せず、異物をさらにゼロに近づけたいと思いました。

私がこの業界に入って驚いたのは、品質にこだわり抜いている同業者が少なかったことです。例えば同業者のこんなボヤキを聞いたことがあります。

「アルミでたまに返品が出て困っている。ガラスびんに付属しているのがアルミキャップだから悪い。キャップ自体をガラスにしたら、キャップの一部が入っていても異物は問題なくなる。絶対にそうした方がいいのに……」

こうした話を聞いて私は、「おいおい、それを取り除くのが俺たちの仕事だろ」と思いました。たしかにそうした議論はすべきなのですが、私にはその発言が、品質向上の追及に対するアンチテーゼにしか聞こえませんでした。

もちろん、社会全体を良くするため、そうした抜本的な改善案を関係者に投げかけるのは素晴らしいことだと思います。しかし、ガラスびん業界にそうした陳情をしているにも関わらず、未だにそうした話題が盛り上がらないということは、その手法は世の中に求められていないということなのでしょう。それに、日本国内のガラスびんキャップがすべてガラスに変わったところで、海外からもワインやビールなどの輸入びんも入ってきます。すべてのガラスびんキャップの規格が統一されることなど、まず考えられません。

結局のところ、どんな理屈をこねようが、カレットメーカーの使命は上質なカレットを製造し、お客様に提供することなのです。そのためにはどんな異物が混入しても取り除けるようにしておくことが理想です。

現実問題、品質を完璧にすることは非常に困難であるといって良いでしょう。月間で数千トン生産しているカレットのなかから、歩留《ぶど》まりを落とさずに、陶磁器や耐熱ガラスを完全に除去することはもちろん、微細な紙粉などの異物をゼロにすることは、現在の技術では不可能です。しかし、技術を磨き、製品を少しでも完璧に近づける努力を続けることには、モノづくりをしている我々にとって大きな意味がある。私はそう思っていました。

品質を高めようと思った二つ目の理由は、社内の目的意識向上のためです。

私が入社してから工場の状態があまり変わっていなかったということもありました。数年間、これといった設備投資を行っていなかったため、目に見えるほどの成長はありませんでした。

当時から既に、弊社の生産量・品質はともに、中部地区ナンバーワンであることは疑いようがありませんでした。しかし、私はどうせだったら全国ナンバーワンになれるものを目指したいと常々思っていました。（とは言うものの、品質が公表されるわけではないため、ナンバーワンになったかどうかは確認できないのですが）

先に述べた業界事情も含め、会社の立地的にも生産量でナンバーワンを目指すことは厳しかった（業界一位の生産量を誇る工場は、人口が集中している関東にあります）ため、拡大戦略を選ぶことはせず、自社で数値を確認することで、改善の結果が観測できる、品質改善を行っていくことにしたのです。

三つ目は、ある意味もっとも大きな理由だったかもしれません。それは、当時の私には、会社を守るためにすべき改善が「品質のレベルアップ」くらいしか思いつかなかったからです。

非常に情けない理由なのですが、当時の私は、会社を守ることに必死でした。そのとき私が恐れていたのが過当競争を仕掛けられることでした。同業者がすべてをかなぐり捨てて赤字覚悟の価格競争を仕掛けてきたり、大手が資本を投下し、我々カレットメーカーの仕事を根こそぎ奪い取ろうとしたり、といったようなことです。

もちろん今になって思えば、全国合わせてたかだか年商100億円程度の業界を、大手資本がリスクを冒して積極的に狙ってくることは考えにくいのですが、世間知らずだった当時の私はそうした事態を恐れていました。

万が一、市場に大手企業が参入し、資本力で市場を独占されたら、経営資源に乏しい中小企業はひとたまりもありません。事実、Amazonのような巨大企業が台頭することによって小売業界はボロボロになっています。我々カレットメーカーも同様で、その事業規模は小さく、弊社も含めて、吹けば飛ぶような会社ばかりです。しかし、大手が参入してきた業界であっても、業態を変えたり、ビジネスモデルそのものを見なおすことで生き残っている中小企業もあります。

いざ、どこかの企業と争うような事態になったとき、私もそのように、淘汰《とうた》されない側でありたいと思っていました。そのためにはやはり、技術を磨き、高めておく、すなわち「品質のいいものを効率良くつくれる状態を整えておく。それに越したことはない」と、このときの私は考えていたのです。

しかし、今振り返ってみると、このとき我々が取り組んだ、同一製品の品質を向上し続けるといった取り組みは、必ずしも賢明な判断だとは言えなかったと思っています。

余談になりますが、こうした取り組みは、既存の製品に焦点を当てて、引き続き顧客に価値を提供するという意味で、「持続的イノベーション」と呼ばれます。前述した、品質向上の重要性の話とは矛盾するのですが、この考え方は必ずしも長期的な成功に結びつくとは限らず、場合によっては企業が傾く原因にもなる「悪手」であると言われることもあるのです。

例えば、あるカメラメーカーが長年にわたり、一眼レフカメラの品質を上げ続けていたとします。しかし、品質がある程度まで上がると、そこから先は他者と差別化することが難しくなってしまいます。また、ほんの少し品質が上がったり、機能が増えたりしたところで、労力のわりに大多数のユーザーが得られる満足度はほとんど変わりません。それどころか、「以前の方が値段も安く、シンプルで使いやすかった」みたいなことを言われてしまうことさえあるのです。

そんな折、突如スマートフォンが市場に現れ、そのカメラの性能がどんどん良くなっていったとします。そうすると、スマホのカメラで満足できる人が増え、マニアックな一眼レフを好んで使うような変人（私です）以外はわざわざカメラを買わなくなるでしょう。

しかし、そうした状態でもカメラメーカーは、既存商品の品質向上をなかなか放棄することができません。既存ユーザーの期待を裏切ることはできませんし、既に技術者の雇用や、設備投資をするなど、開発のためにリソースを割《さ》いていることで、あと戻りすることが困難になってしまっているからです。

このケースにおいて、一眼レフカメラを高性能にするための取り組みが「持続的イノベーション」です。それに対して、スマホのカメラのような取り組みは「破壊的イノベーション」と言われ、既存のビジネスモデルを一網打尽にしてしまう力を持っています。

このように持続的イノベーションだけを追求している会社は、市場が伸びているときは良いのですが、ひとたび他社に破壊的イノベーションを起こされると、それまでの努力が水泡に帰してしまう可能性があるのです。

現在の私は、これら2種類のイノベーションの違いを理解していますが、当時、このことを知っていたら、私は品質改善を続けることができたでしょうか？　おそらく五分五分だったのではないかと思います。

しかし、当時の私は短絡的だったため、愚直に品質を上げるという作戦しか思いつきませんでした。良くも悪くも、無知がゆえに品質改善にこだわることになったのです。それがたまたま時流に噛み合い、功を奏したので、結果的には良かったのですが、今思うと失敗に終わる可能性もあったはずです。そのあたりは非常に運が良かったと思っています。

こうした既存の技術力を高め続けるといったスタイルのイノベーションは、企業にとって不可欠です。しかしその反面、やりすぎると悪手になることもあるということは、知っておいて損はないでしょう。イノベーションを目指す際は、両者の違いを理解した上で、タイミングにかなった、未来を見据えた選択をしていくことが望ましいと言えるでしょう。

品質改善とその結果

私がこうした方針を南條さんや、工場長である高山さんに持ち掛けたところ、高山さんは「任せてもらえるならやります」と、品質改善を躊躇《ためら》うことなく引き受けてくれました。

　私は、高山さんと話をして、設備投資のために弊社としては大きな予算をつけることを決め、数年で2億5000万円ほどを設備に投資しました。新たな機械を導入して試したり、既存の機械を改造したり、独自の機械を新たにつくったりするなど、さまざまなことを試しました。

　それらは私にとって大きな学びでした。うまくいくと思った工程がさっぱり機能しなかったり、ちょっとした工夫が劇的な改善につながったりするのを目の当たりにするのは非常に興味深い経験でした。


　このとき学んだことは、頭のなかでいくら悩んでも、改善にはつながらないということです。

「設備を投入した！　想像通り、たちどころに品質が良くなった！　やった！」などということは基本的にほとんどありません。

　もちろん行き当たりばったりに大規模な設備投資をしていれば、よほどの会社でない限り、たちまち資金が枯渇してしまうため、ある程度の計画は必要でしょう。しかし結局のところ、実際に取り組んでみなければ結果はわからないのです。

「えっ、機械さえ入れれば、品質は良くなるんじゃないの？」と思われる方もいらっしゃると思いますが、実のところそんなに単純なものではありません。

工場のラインはさまざまな要素が有機的に絡まっていて、なにが改善につながるかは試行錯誤してみなければわからないことがほとんどです。たとえるなら、工場のラインは密閉性の高い桐だんすのようなものです。一番上の引き出しを閉めると、一番下の引き出しがせり出してきたり、同時に2か所を閉めると、今度はまたべつのところが開いたりするものなのです。

私の経験則ですが、仮に100の効果を期待して業界最高峰の機械を導入し、その性能を引き出したとしても、最終的に得られる効果は20〜40くらいのものではないでしょうか。それだけでなく、影響力のある高価な機械を導入することで、それに合わせて前後の工程を調整したり、変更したりしなければならない可能性も出てきます。ラインを取り扱う側はそうしたことに留意する必要があるでしょう。

「高価な機械を入れたけど品質は以前とそれほど変わらず、コストと作業負担は前より大きくなってしまった」といった話を聞くことは少なくありません。

製造ラインは手のかかる子どものようなものです。改善するためには、あの手この手を使って、子どもにあったやり方を見つけてあげることが必要なのです。

品質改善の取り組みを始めてから、弊社は時間をかけてあらゆる工程を見直し、ブラッシュアップさせていきました。おかげで少しずつ品質は良くなり、作業負担を増やすことなく返品率を減らすこともできるようになりました。ガラスびんメーカーの担当者様からも、「元々返品は少なかったけど、さらに異物が少なくなった」とのお声をいただきました。


現在、弊社の異物量はさらに少なくなっており、当時に比べるとメーカー様からの返品は激減しました。しかし、現時点においても未だ異物ゼロを実現できているわけではありません。それは、弊社の製品がまだ完璧でないことを意味しています。

我々はどこまでいっても完璧な製品をつくることはできません。作家の村上春樹氏は、処女作『風の歌を聴け』の冒頭で「完璧な文章などといったものは存在しない。完璧な絶望が存在しないように」と述べています。製品の品質を上げ続けるという取り組みは、文章やデザインと同じように一〇〇点満点が存在しないものを追求することと同じなのです。

先ほどの「持続的イノベーションを追うことは危険を伴う」という話とは矛盾するようですが、我々はカレットメーカーである以上、品質を向上し続ける責任があると思います。それは他業種であっても同じです。サービス業であればサービスを追求し続ける必要があるでしょう。たとえそれが決して辿り着くことのないゴールだったとしても、絶望せずに完璧な品質を追求し続けること。それこそが仕事に携わる者が持つべき心構えだと思っています。

真の顧客満足とは？

弊社ではお客様がいらっしゃったとき、「なにかお困りのことはありませんか？」と尋ねるようにしています。もちろんご希望に添えないこともあるのですが、問題提起された課題はどんな内容でも必ず吟味するようにしています。

あるとき、納入先の方にそう尋ねたところ、その方は「もっと混色カレットが使いやすかったらいいのに……」とこぼされました。

相談ではなく、一般論のつもりでそう言われたのだと思いますが、私と南條さんはそれを聞き逃しませんでした。

多少突っ込んだ話をさせていただくと、資源ごみであるガラスびんは、「無色」「茶色」「混色」の3色に分別された状態で弊社に運ばれてくることがほとんどです。

無色と茶色のガラスびんは、単色のため比較的処理がしやすく、使用頻度も高いため、我々カレットメーカーにとっては主力商品です。一方、さまざまな色が混ざった混色のガラスびんは異物が多く、高品質なカレットにするのは非常に困難です。色調も不安定であるため納入業者様はほとんど使いたがりません。

前者をマグロでいう「トロ」の部位だとすれば、後者は「アラ」であると言えるでしょう。アラは通常の部位に比べて、好んで求める業者様もほとんどおらず、売り物になりにくいのです。そのため我々同業者のなかでは、無色と茶色しか取り扱わない業者もいます。

「例えば、どういうふうだったら混色カレットを使えますか?」私は納入先の方にそう尋ねました。

彼らが現在置かれている状況や、具体的な要望を聞き取り、お客様自身が潜在的に抱えているニーズを引き出そうとしたのです。

顧客満足とは、お客様の要求に答えることと思っている方がいらっしゃいますが、それだけでは真の顧客満足とは言えません。真の顧客満足とは、お客様自身が、気づいていない要求をこちらから探し、それを叶えてあげることなのです。

「異物ゼロで、色調が安定したカレットがあるなら、ぜひ使いたいですね」

「もし、それらの問題を解決できれば、ウチの商品を購入していただくことは可能でしょうか」

「それはもちろんですが……。そんなことできるんですか？」お客様は半信半疑です。

「できるというお約束はできませんが、それを実現できるように研究してみます。ぜひチャンスをください」私と南條さんは、そう提案しました。

もちろん勝算なく安請け合いしたわけではありません。実のところ、それまでの品質改善に関する取り組みのなかでさまざまな実験を重ねていた我々は、混色ガラスから異物を除去し、カレットの色調をコントロールするノウハウを身につけつつあったのです。

こうした提案をしたとき、弊社が品質改善についての取り組みをしていなければ、納入業者様から要望を引き出すことはできなかったと思います。

なぜなら、品質が悪いものを製造している業者が新商品の提案をしたところで、お客様の目がそちらに向くことはないからです。仮にそうした提案をしたとしても、「そんなことより、今、納入している製品の品質を上げてください」と言われてしまうだけでしょう。

品質を上げ、お客様の満足度を上げることで、必然的にお客様からの信頼度も上がります。そうすることでお客様もこちらの話に耳を傾けてくれやすくなるのです。

我々は、ガラスびんメーカーの担当者の方と相談しながら、さまざまなテストを繰り返し、お客様の要望にあったカレットに近づけていきました。そして、ついには製造手法を確立し、今までになかった製品を開発することができました。今まで扱いづらかった「マグロのアラ」を使いやすくすることに成功したのです。それによって弊社は、お客様に「混色カレット」を積極的に使っていただけるようになり、生産量を大幅に増やすことができるようになりました。

弊社が愚直に繰り返してきた持続的イノベーションによって、培った技術が実った瞬間でした。私が打ち出した方針が（意図せず）お客様のご要望に結びつき、「やや破壊的なイノベーション」を（運良く）起こすことができたのです。

商品はモノ言わぬ営業マン

ここまでお伝えしてきた通り、弊社は「過剰な」品質改善に取り組むことで、衰退する業界のなかで、出荷先を増やし、売り上げを伸ばすことができました。本章のタイトルが「営業」であるにも関わらず、品質改善のことについて長々と語ってきたことに違和感をお持ちになった方もいらっしゃるかもしれません。

しかし、それには理由があります。私は、「商品はモノ言わぬ営業マン」だと考えているのです。

弊社では納入先であるガラスびんメーカー様に対して、一般的にイメージされているような営業を積極的には行っていません。狭い業界であるため、業者の絶対数が少ないということもあるのですが、リストを頼りにＤＭを送ったり、営業電話をかけまくったり、試供品を無料で配ったり、などといった活動をしたことはほとんどありません。弊社が納品先で行っている営業活動は、ウチの「良い部分を知っていただく」ということです。

本屋に行くと、営業に関する本が山ほど置いてあります。そこには実績のある営業マンたちの有益なノウハウがたくさんつまっています。まったく読まれたことのない方は、一度はその類の本を読んでおくことをオススメしますが、その際、一点だけ注意していただきたいことがあります。それは、そうした本に書かれているノウハウはほぼすべてが営業マンのためのノウハウであって、経営者目線のノウハウではないということです。

私の友人に、「売ろうと思えば、河原の石ころでも売れる」と豪語する、凄腕の営業マンがいます。これは、商品力がゼロでも、営業力が１００あればなんでも売れるということを意味していると思います。営業マンの目線に立てば素晴らしいスキルだと思います。しかし、そこまでの営業力を持った人を育てるのは相当厳しいでしょう。

会社として営業マンを育てていくことはもちろん重要です。しかしそれ以上に、営業マンがいなくとも売れ続ける、信用力のある商品を開発することこそが、モノを売るために経営者が持つべき視点だと、私は考えます。

世の中には、「営業の仕事は価値のないものを売れるようにすること」であると考える向きもあるようですが、私はそうは思いません。お客様と長期的な取引を継続しようと思ったとき、最終的に必要なのはやはり商品力だと私は思います。なぜなら、いくら担当者の営業力が高かったとしても、品質の悪い品物やサービスであれば、お客様に継続して購入していただくことは到底不可能だからです。

とくに、弊社の納入先のような大手企業の製造に直結する資材を扱っているのであればなおさらです。

やや話が逸れますが、先ほど、弊社の工場は、さながら桐だんすのようであるというたとえを出しました。それは当然、ガラスびんメーカー様の工場でも同じで、工場が大きくなればなるほど「桐だんす化」は激しくなります。とくに大手工場の場合は、中小企業とは比較にならないほど規模が大きいため、一箇所を微修正するだけでも全体にどんな影響が及ぶかわかりません。現場責任者の方はラインのあらゆる箇所に目を光らせなければならず、その作業負荷は多大です。また、工程を一箇所変えれば、それに伴ってルールや手順書なども更新しなければならなくなります。

大手の工場はとにかく大変なのです。

こうしたお客様の負担を少しでも和らげる意味でも、「これを使えば、今の状態よりも確実に良くなるだろう」と思わせるくらいの商品を提供することは、納入業者として当然の務めだと私は思います。

質の低い商品を提供し、納入業者様にご迷惑をかけ、そのあとのフォローに時間と労力をかけるようなネガティブな活動をするくらいなら、はじめからお客様に納得していただけるような品質の良い商品を提供した方が、関係者全員の満足につながるでしょう。

お客様の満足度を度外視し、小手先の営業力で粗悪な品物を売りつけるようなことをすれば、被害を受けるのはお客様です。そうした気持ちがわからない人に商売をする資格はない、と私は思います。弊社も、一度は取引を始めてみたものの、サービスや品質が粗悪だったため、そのあと二度と関わらなかった取引先はたくさんあります。

そのような誠意のない業者と同一に括《くく》られないためにも、中小企業経営者は自社の商品力・信用力を高め続ける必要があると思います。それこそが、お客様と長期的な信頼関係を築くための一番の営業になるのではないでしょうか。

それこそが「商品はモノ言わぬ営業マン」という言葉の意味なのです。

このような考え方で品質改善を進めてきたおかげで、それまでおつきあいのなかった業者様から声を掛けられ、「御社のカレットを納入してもらえないか？」という要望をいただくようになりました。その結果、お取引いただける納入業者様が増え、私が入社した当時、３社だった出荷先は、今では合計６社になっています。

新規の３社様には、弊社発信で営業をしたことは一度もなく、いずれも先方からのお声掛けをいただくことで取引が実現したのです。業界では異例のことなのですが、私たちが取り組み続けてきた活動が納入業者様に認めていただけたからだと思っています。

人から恨みを買うようなことをせず、お客様に価値を提供していれば、良い噂は自然に流れるものです。

良い噂を聞きつけたお客様がいらっしゃれば、こちらから声を掛けずとも、興味を持って来社していただけるタイミングが必ずやってきます。

そうした興味を持ったお客様に弊社の工場を見ていただければ、「ぜひ取引をしたい！」と思っていただけるはずです。むしろ、そう思っていただけた時点で、取引につながらないことの方が不自然だと言えるでしょう。

長々と語って参りましたが、そんなふうにして、弊社は営業力そのものよりも、製造力に重きを置き、品質を上げることに取り組んできました。その結果、納入先を増やすことができたのです。小さな業界で起こした、小さなイノベーションではありますが、我々としては「プチ成功」することができた事例であると自負しています。

第4章　モンスター顧客に出遭ったら？

ギバー・テイカー・マッチャー

前項では、商品力を高めることで、営業力も上がるといった考え方についてお伝えして参りました。こうした営業は、お客様に喜んでいただき、弊社にとってもプラスになる「win-win」が前提の営業であると言えるでしょう。

しかし、会社の看板を背負って対外的な商談に臨んでいると、「自分が得をすれば、相手が損をしても構わない」というオーラを放った、話の通じないモンスター顧客に遭遇することもあります。

ここでは、そうしたモンスター顧客を見分けるのに役立つ「3タイプの人間性の分類」と、モンスター顧客と対峙《たいじ》したときの、私が考える対処法についてお伝えしていきます。

『Give & Take』という書籍があるのをご存じでしょうか。その作者である、組織心理学者であるアダム・グラント氏によると、我々が、人と接するときのスタンスは三つのタイプに分けられるといいます。

①ギバー（giver）……与える人（25%）
②テイカー（taker）……奪う人（19%）
③マッチャー（matcher）……バランスをとる人（56%）

①のギバーとは文字通り、与える人という意味です。自分の持っているものを人に惜しみなく与える人、価値を提供し、相手に「貢献する人」のことです。

それに対し、②のテイカーは奪う人という意味です。人のものや価値を平気で「奪いとる人」のことです。

③のマッチャーは、ギバーとテイカーの中間で、損得のバランスをとろうとする人です。「妥当な取引をする人」「価値を等価交換する人」という言い方もできるでしょう。世の中でもっとも多いのは、このマッチャータイプの人です。

ギバーとマッチャーの違いは、即時性の有無です。良いギバーは短期的な見返りは求めず、「長期的な自分の成功」を考えて相手に貢献します。一方、マッチャーは相手への貢献ではなく、「妥当な取引」を求めます。ギブしたらすぐに見返りを求め、逆にギブされたら自分が相手に返します。なるべく時間差なく、損得のバランスがとれるようにするのがマッチャーの考え方です。

世代によっても違うかと思いますが、テイカーは全体の19％、マッチャーは全体の56％、ギバーは全体の25％の割合で存在すると言われています。

完全に私の主観ですが、平成生まれの方は、昭和生まれの方に比べてギバーが多いイメージです。これは、日本国内が成長期を経て成熟期に入ったことにより、「競争するよりも協力する方が大事だよね」といった成功哲学が浸透してきたからではないかと思います。

一方、昭和の高度経済成長期以前に生まれた方は、わりとテイカーが多いイメージです。これはその世代の方たちが、生き残ることに必死だった戦前生まれの方の背中を見て育ってこられたことに起因しているのではないかと想像します。

ただし誤解のないように申し上げておきますが、昭和の世代の方の人間性が先天的にテイカーだったと言いたいわけではありません。人は自らが経験してきたことに左右される生き物です。当時はおそらく、「テイカーにならなければ生き残っていけない」といった危機感を感じてしまうような、不安がはびこった時代だったのでしょう。昨今では、空気の読める、気が優しい方たちが多いような印象を受けますが、そうした方たちだって、きれいごとでは乗り切れない状況に直面したり、今とは違った教育を受けたりしていたら、まったく違った考え方になっていたとしてもおかしくないのです。

成功型ギバーと、失敗型ギバー

さて、ここでクイズですが、これら三つのタイプ、「ギバー」「テイカー」「マッチャー」

のなかでもっとも成功しやすいタイプはどれでしょうか？

正解は①のギバーです。続いて③マッチャー、②テイカーの順に成功しやすいと言われています。

これだけ聞くと、「ギバーで成功していない人も世の中にいっぱいいるじゃないか」と違和感を覚える方もいらっしゃるでしょう。それは半分正解で、半分間違っています。結論から申し上げますと、もっとも成功しやすいのはギバーなのですが、もっとも失敗しやすいのもギバーなのです。ギバーの精神は、大きな成功を手にする可能性を持っていると同時に、取り扱いを間違えると失敗を招くこともある諸刃《もろは》の剣なのです。

「②テイカー」はビジネスの世界を食物連鎖のようにとらえています。そのため基本的に自分のことしか考えていません。

相手のものを奪い取ろうと、常に虎視眈々《こしたんたん》と狙っているので、周囲に嫌われてしまい協力を得ることができません。また、プライドが高く、人に気持ち良く頭を下げられない方がほとんどなので、人に助けを求めることもできません。そのため短期的には成功しても、長期的なリターンが少ないため成功が得られにくいのです。

テイカーとして成功するためには、なにより、能力が高いことが求められます。自分が捕食者でいるためには、他者に負けるわけにはいかないからです。その界隈で常に一番を目指し、激しい競争に持ち込んで圧倒的な勝利を手に入れるという覚悟を持ち続ける必要があるのです。ここ20～30年ほどのコンビニ業界などは完全にテイカー同士の争いであると言えるでしょう。

テイカーとしての立ち回りを続けていると、同業他社から恨みを買うことも多く、それによって報復を受けることもあります。資本力のない中小企業にはあまりオススメできない手法でしょう。

また、相手から奪いとることのできる、人・金・モノ・情報などの対象物も必要です。戦後の日本のように市場が拡大し続ければテイカー的な手法も有効だと思いますが、国内では既に人口が減り始め、顧客も少なくなっています。競争を継続しても、得られるものが少ないため、今後、テイカーは鳴りを潜めていくのではないでしょうか。

ビジネスの世界を「取引」と考える「③マッチャー」は、損得のゼロサムゲームを常に繰り返しているようなもので、テイカーと同様に、思考が短期的であることに変わりはありません。ただし、バランス感覚があり、公平感を重んじているため、テイカーと違って人から恨みを買うわけではありません。そこそこ成功している方がいるのもうなずけます。

しかしながら、半数以上を占めるこのタイプは「普通」であるとも言えます。バランスをとるということは、リスクをとらないと言い換えることもできます。人間は成功を望むよりも、失敗を避けようとする生き物ですから、この考え方に落ち着いている方が多いのでしょう。

残るは「①ギバー」ですが、実のところギバーは、「成功型」と「失敗型」の2種類に分けられます。「成功型ギバー」はもっとも成功の可能性が高く、「失敗型ギバー」は非常に成功しにくいのです。すべてのパターンを成功の可能性が高い順に並べると、

成功型ギバー⇒マッチャー⇒テイカー⇒失敗型ギバー

ということになります。つまり失敗型ギバーはもっとも失敗する可能性が高く、もっとも成功から遠い精神性である、ということになります。

失敗型ギバーの特徴は、自己犠牲的なギブをしてしまうことです。他者の利益にとらわれ、自分の目的意識がないまま人にギブしてしまう。とくにテイカーとの相性がすこぶる悪く、与えても与えても、搾取される一方なので燃え尽きてしまうのです。

例えば、ＤＶを繰り返すような配偶者に自分の人生を捧げ、尽くしている人は、典型的な失敗型ギバーであると言えるでしょう。


これに対して成功型ギバーの特徴は、人に与えながらも、自分の求める利益や目的を決して見失わないというものです。常に自分の長期的な成功に意識が向いており、短期的なリターンにこだわることがありません。

とくに、能力が高い方がこうしたスタイルで仕事に臨んでいると、その人のことを尊敬した人が現れて、協力を申し出てくるものです。その人と一緒にいることで成功の機会が増え、成長もできると思うからでしょう。

信頼できる仲間が増えることで、自分の力以上のビジネスを展開できるようになる。それが、成功型ギバーが得られるベネフィットなのです。

また、成功型ギバーは、テイカーと出会い、理不尽な対応をされた場合も深入りせず、即座にマッチャー的対応に切り替え、相手の搾取に決してつきあわないというのも特徴です。

もしあなたが、ギバーの精神で必死に頑張っているのに全然うまくいかないのであれば、自分が失敗型ギバーになっていないかを見つめなおすことをオススメします。

この三者の区別は、つきあう人を選ぶ上での指標になるので、公私問わず、身近な人を分類してみるのも学びになるかと思います。

失敗型ギバーにならないために

失敗型ギバーの人が、成功の確率を高めるために成功型ギバーを目指すことは非常に有益であると思います。

まず簡単にできることは、自己犠牲的なギブを避けることです。ここで守っていただきたいのは、誰かにギブをするときは、自分の負担にならない範囲でギブをするということです。すなわち、「自分が失って困るものはギブしない」ということです。

例えば、自分がギリギリの生活で苦しんでいるのに、困っている知人にお金を貸してしまい、そのせいで自分と家族が飢えて苦しんでいる、なんて人がいたら本末転倒でしょう。自分が守るべき人を蔑《ないがし》ろにしてまで、他者を助けることが崇高な精神だとは、私には思えません。

そうではなく、例えば困っている友人に自分の知恵を貸してあげたり、話を聞いてあげたり、その問題を解決できそうな人を紹介してあげたりするなど、自分の持っているものをギブすると良いでしょう。それでも十分なギブであり貢献であると言えます。それで怒り出すような人であれば、その人はテイカーなので相手にする必要はありません。

そのあたりのバランス感覚が磨かれていないうちは、お金に関してはマッチャー的精神で臨んだ方が良いでしょう。また、時間についても同じです。仕事で疲れてフラフラになっているのに、休日に、つきあいで望まぬ活動に参加してしまったりするのも自己犠牲的なギブをしてしまっていると言えます。そのような人は、まずは自分の人生を守ることに注力すると良いでしょう。

もう一つ。失敗型ギバーにならないために、絶対にやってはいけないのが、テイカーと対峙することです。

テイカーになにかを提供しても、その相手から価値の高いものが返ってくることはありません。とくに、あなたから大金を借りようとする人や、あなたの時間に頓着せず、手のかかるお願いばかりしてくる人も、間違いなくテイカーです。

こうした人たちを相手にしていると、あなたの時間やお金、精神力などは際限なく奪われていきます。テイカーとはつきあわない、あるいは距離を置くことが、あなたが失敗型ギバーから脱却するために重要なことであると言えるでしょう。

テイカーの方は、以下のような行動をするのが特徴です。

・自分の話をずっとし続ける
・自分の興味のある話しか聞かない
・自分の価値観や考えを相手に押しつける
・自分と違う考えの人を否定ばかりする
・自信満々なコミュニケーション
・完璧主義者で人に隙を見せようとしない
・人に謝らない
・自分のあり方や、やり方を変えようとしない

・必要以上に見た目にこだわる
・SNSにアップされている写真の自撮率が異常に多い
・SNSなどで自分を良く見せようと必死

こうした特徴はすべて、「自分の力を誇示したい」「自分は正しい」「相手のことはどうでもいい（興味がわかない）」というワガママな精神性に基づいています。

一つ二つであればともかく、これらの多くに合致している人に出会ったらその人は間違いなくテイカーであると言えるでしょう。我々は軍人ではないのですから、プライベートで敵前逃亡したところで、なんのペナルティもありません。むしろ、そうした人から離れることによって自分が本来求めていた新しいコミュニティを発見できる可能性もあります。

テイカーに遭ったら関わらないようにして、とにかく逃げましょう。

「win-win」の原則

プライベートで極力関わらないようにすることができたとしても、会社でさまざまな方と取引をしている以上、テイカーと向き合わなければならない場面は必ず訪れます。

ややこしくなって恐縮ですが、ここではテイカーに向き合ったときの対抗策をお伝えするために、ギバー・テイカー・マッチャー「3タイプの人間性」の話に続けて、「4パターンの取引の結果」、すなわち「win-win」の原則について解説させていただきます。

端的に言えば「win-win」の原則とは、自分と相手、両方が「win」になるような結果を求めるということです。

テイカーは世の中の19%ほどを占めていると言われています。しかし、私の経験では、中小企業の経営者は、一般の割合よりもテイカーの方が多いようなイメージがあります。

皆さんも、取引先の経営者や担当者がテイカーで、手を焼かれた経験が一度はあるかと思います。私も18年会社を経営するなかで、さまざまなテイカーと対峙してきました。テイカーとの対決は営業の仕事をするなかで、私がもっとも苦戦してきたところです。

皆さんは、公私問わず、なにか取引をするとき、どのような結果を期待して交渉をしているでしょうか。

すべての取引の結果は以下の4パターンに分類することができます。

①win-win……自分も相手も得をする
②win-lose……自分は得をするが、相手は損をする
③lose-win……自分は損をするが、相手は得をする
④lose-lose……自分も相手も損をする

結論から申し上げますと、これら4パターンのうち、長期的な勝ちパターンは「①win-win」のみで、それ以外はすべて悪手です。

ちなみに、ギバー・テイカー・マッチャーの人が、誰かと取引をした場合、その結果は以下のようになる傾向が多いと言えるでしょう。

・成功型ギバーの人=win-win
・失敗型ギバーの人=lose-win
・テイカーの人=win-lose

・マッチャーの人＝双方の損得の程度が同じ状態

「①win-win」とは自分が得をして、相手も得をするという関係であり、商売の基本です。「win-win」が互いに満たされているということは、なくてはならない関係が築けていると言えるでしょう。長期的な取引が継続される可能性が高く、会社を経営する上での勝ちパターンであると言えます。

「②win-lose」「③lose-win」は表裏一体の関係です。どちらか一方が得をして、どちらか一方が損をする（どちらか一方が大きな妥協をする）という取引です。

もし、自分が「win-lose」であれば、相手は「lose-win」であるということになります。

②の「win-lose」は自分だけが得をしている状態です。主に、テイカー的思考の人が到達しがちな結果です。

例えば、クレームをつけて過度な値引きを迫るような人などは、「win-lose」の結果を求めた、典型的なテイカーであると言えるでしょう。

③の「lose-win」は、自分だけが損をしている状態で、②の「win-lose」とは表裏一体の関係にあります。

「lose-win」は、失敗型ギバーにありがちな、「自分は損してでも相手に得させなければならない」と思っている人が陥りやすい結果です。こうした結果に甘んじる人は、性格が気弱な人がほとんどです。トラブルを起こしたり、言い争いをするよりも、「自分が我慢した方がいい」と考えるタイプです。

これは相手を慮《おもんぱか》った優しい考え方のようですが、テイカーと同じか、ある意味それよりもタチの悪い考え方であるとも言えます。自分なりの基準や意志がなく、カモにされやすい彼らの態度が、テイカーを増長させてしまっているという側面もあるからです。

ここで注意していただきたいのは、②の「win-lose」思考の人のほとんどは、相手を積極的に「lose」の状態に追い込もうとしているわけではないということです。

視野が狭いせいで、自分の「win」しか見えていないだけなのです。彼らは自分のことにしか興味がなく、売り上げを増やすことが至上命題だと思っているため、相手が「win」なのか「lose」なのかが二の次になってしまうのです。（南條さんと私が、仕入れ業者様に提示する価格について言い争ったときの南條さんも、この「win-lose」の思考パタ

ーンだったと言えます）

あくまでも私の体感ですが、世の中の営業マンの8割はこうした精神性の人ばかりだと感じます。会社で何日も研修を受けて、いろんなスキルやテクニックを駆使してくる営業マンをよく見かけますが、彼らは腹の底では自分の「win」しか見ていない方がほとんどです。やり方は極めているのに、お客様の「win」にはまったく気持ちが向いていないという、まさに自分本位な営業であると言えるでしょう。

こういった自覚なきテイカーは、自分の思う正義や、会社の命令を盲信して、悪意なく（むしろ善意で）我々に「lose」を押しつけてきますので十分に注意しましょう。

残るは④の「lose-lose」ですが、これは、「相手も自分も損をする」といった考え方です。

感情的になって、自分が損してでも相手を意図的に損させてやろうという場合もあれば、泣く泣く自分も相手も損する選択をしなければならないという場合もあるでしょう。

前者の例としては、嫌いな相手に復讐《ふくしゅう》するために、犯罪に手を染めてしまうといったようなこと。後者の例としては、不祥事を起こした芸能人が出ている製作中の映画がお蔵入りになってしまい、製作者サイドも収益が上げられず、心待ちにしていたファンも悲しんでいる、といったようなことです。

そうした選択をせざるを得ないような心情になってしまうことはあるのでしょうが、労力のわりにリターンも少なく、感情を満たす以外にメリットはほとんどないわけですから、よほどの事情がない限り、積極的に「lose-lose」の選択をすることは少ないはずです。

vsテイカー物語

対外的な取引でもっとも辛いのは、相手から「lose-win」の取引、つまりこちらが明らかに損をするような取引を突きつけられることでしょう。以上のような原則を踏まえて、ここからは、私が実際に遭遇した、耳を疑うようなエピソードと、そのとき対処した方法についてご紹介させていただきます。


あるとき、私は取引先の方に呼ばれました。数年前から弊社にガラスびんをお持ち込みいただいていた会社の社長様です。

「あそこの会社は、品がないから気をつけた方がいいよ」仲の良い取引先からそう聞いていたのですが、大切な仕入れ業者様のうちの一社だったこともあって、私は過度に構えることなくフラットな姿勢で商談に臨みました。

会社を尋ね、応接室に入ると、開口一番、社長様が言いました。

「実はよそから話があってね。ウチのガラスびんを今より高く買ってくれるって言うんだよ」

その価格を尋ねると、そのとき弊社が取引させていただいていた金額を大幅に上回る、通常であればあり得ないような金額でした。

「あなたの会社と取引してるけど、今度からそっちと取引をしようかどうか検討してるんだけど、いいかな？」

要するに、「値上げしてもらえないなら、取引をやめる」という要求でした。弊社はガラスびんを集めて加工することを生業にしています。会社として売り上げを伸ばすためにも、取引停止は避けたいところです。

私は社長様に、

「現在御社と取引させていただいている価格は、業界の相場よりもやや高い価格になっており、他社と比べて優遇価格になっています」と、ご説明させていただきました。もちろん優遇価格であることも事実です。

しかし、なかなか聞く耳を持っていただけません。

「その優遇価格よりも高い金額で買うっていう業者が出てきたら、おたくの価格は優遇価格とは言えないよね」

それについて私は反論しました。

「おそらく、その話を持ってきた業者の出荷先が、一時的に原料不足などで困っているんだと思います。その業者は、そうした問題をクリアするために短期的な価格を提示しているだけではないでしょうか」

「……」

「ウチと御社は距離も近いので、運賃もかなり安く済んでいます。ほかの業者様に持っていくと、距離がかなり遠くなり、その分、運賃も余分にかかってしまいます。その業者が、運賃を負担するということはおそらく赤字覚悟の価格ではないでしょうか。その金額での取引は長続きしないと思いますよ」

「長続きしない、とは？」

「多分、取引が始まってしばらくすると、価格変更を求められることになるのではないでしょうか？　後先《あとさき》考えない業者さんが、短期的な問題を回避するためにやりがちな常《じょう》套《とう》手段だと思います」

「契約書を交わすから価格変更の心配はないはずだ」

「いや、契約を交わしたとしても、契約書の有効期間は通常1年ですよね。1年後には価格改定の要求をされる可能性が高いのではないでしょうか」

「いや、そんなことはどうでもいい。アンタの会社が価格を上げられるかどうかが知りたい」

「正直申し上げて、ウチはその価格では厳しいですね」

「じゃあ、よそに出してもいいんだな？　えっ？」私が首を縦に振らないことに焦《じ》れてきたのか、凄んだ声で威嚇《いかく》してきます。さながら映画「アウトレイジ」のようです。

「いや、大きな声を出すのはやめてもらえませんか。落ち着いて話しましょう」

「誰も大きな声なんて出してないだろう！」と大きな声で言われました。


私は思考を整理して、「win-win」の原則に則って考えてみました。

弊社としては既に相場以上の価格で購入していたので、その時点で先方には継続的に「win」を提供している自信がありました。もちろん、弊社もガラスびんを安定して納入していただくことで原料が増え、「win」を得ています。

我々の間では、「win-win」の関係が既に構築できており、どちらか一方が割を食っているということはなさそうでした。

私は、社長様に理解していただくため、再び説明しました。

「今回、その業者が出してきた価格は短期的な視点で出されたものだと思います。それにつきあって、価格をどんどん変えていったら、市場の価格が乱高下《らんこうげ》してしまいます。弊社は、そうした相場を度外視した過度な競争につきあうことはできません。

それに、ウチと御社の取引価格が、それほど悪い価格だとは思えません。現状の価格で、御社は並以上の利益が確保できているはずです。それではダメなのですか？」

「なにをわかったようなことを言ってるんだ。ウチはいろいろキツイんだよ。いくらまでならいけるんだ。アンタにはギリギリの価格を提示する覚悟はないのか」

「覚悟があればギリギリの価格を提示できる」という謎の理論でねじ伏せようとする社長様に対して、私は次第に苛立ってきましたが、なんとか冷静に話し合えるように努めました。

自社の欲求だけを満たそうとする相場を無視した価格設定は、同業者同士の不和を招いてしまうものです。

例えば、今回のように、弊社の仕事が同業者に奪われた場合、私は黙ってはおらず、相手に対してなんらかの対抗措置をとるでしょう。それを相手が快く思わなければ、さらなる反撃があり、弊社はまたそれに対して反撃をすることになります。そうした報復行為が進行した場合、我々の業界は完全に戦争状態に突入してしまいます。以前、プロダクトライフサイクル（ＰＬＣ）のところでお話ししましたが、成長期ならともかく、衰退期にそうした過当競争をするメリットはほとんどありません。

過当競争が進行すれば、我々カレットメーカーは利益を確保するために、こぞってカレットの販売価格を上げざるを得なくなってしまいます。カレットの価格が上がれば、異物リスクのあるカレットを使うメリットは低くなり、ガラスびんメーカーはリサイクル原料ではない珪砂《けいしゃ》・ソーダ灰・石灰石などのバージン原料に目を向け始めるでしょう。そうなってしまえば、ただでさえ衰退しているこの業界は一気にしぼんでしまいます。国内のガラスびんリサイクルシステムも崩壊してしまうでしょう。

「風が吹けば桶屋が儲かる」のように、過当競争が始まることで、国内のガラスびんのリサイクルシステムが崩壊するというところまで達してしまう可能性は十分にあるのです。これでは完全に「lose-lose」になってしまいます。

市場というものは、たしかに自由競争の原理で動いているものですが、現状、我々の同業者はそうした競争を回避しようとする傾向にあります。示し合わせているわけではなく、市場の規模、状況的にそうせざるを得ないのです。弊社も含め、多くの同業者は、相場を大きく損なわない範囲で切磋琢磨《せっさたくま》することで、国内のガラスびん市場の安定に寄与しているのです。

私は社長様に現在の価格の妥当性を訴えました。彼はしばらく黙って考え込んでいました。

そもそも彼は、その業者から新たに出された価格が長続きするわけがないことを知っているのです。そして、そうした価格破壊的な行為を、弊社が嫌がることもわかっているのです。

彼の真の狙いは、業界の相場が崩れることを避けたいと思っている私の立場につけ込み、私に少しでも現状取引している価格を上げさせることなのです。もし、そうでなければ、早々に新しい業者に乗り換えているはずです。

やがて社長様が口を開いて言いました。

「アンタのところ、社員は何人？」

「35人くらいですかね」

「その人たちの給料を減らしたらいいいんじゃないの？」

「どうしてですか？」質問の意図がわからず、私は首を傾《かし》げました。

「長いつきあいでしょ。社員の給料を削って、その分ウチの品物を高く買ってよ」

さすがに冗談だと思って彼の表情を窺うと、まったく笑っていません。どうやら彼は本気で言っているようでした。


おっさんマジか……。


どういう発想をすればそういう思考回路に辿り着くのでしょうか。私は怒りを通り越して、呆れてしまいました。

実のところ、この業者様に対して、弊社から継続的に仕事を回していました。我々は彼の会社に、今回の値上げ幅よりも、数十倍以上の売り上げを提供していたのです。

私は、わざわざそのことを言わなくても、相手はわかってくれるものだろうと思っていました。しかし、社長様の理不尽な主張に対抗するため、あえてそのことを伝えることにしました。

「私は、お互い得をするのが商売のあるべき姿だと思ってます。去年、御社がウチに来たとき、『お願いだから仕事をください。ウチが裏切らないように念書でもなんでも書きますから』と言われたので、ウチからかなりの量の仕事を回させていただきました。そうした理由は、御社と弊社が、お互いに持ちつ持たれつの関係だと思ったからです。仕事をしていれば、一時的に良くなったり、悪くなったりすることもあります。そうした短期的な視点に振り回されずに、長い目で考えていただけませんか」

そう言うと、社長様は顔をしかめ、

「それはそれ! これはこれだろ!」と怒鳴りました。

これでは話になりません。相手にするだけ無駄だなと思いました。

「なるほど。わかりました。弊社としては、現状の取引を続けさせていただくことが希望です。価格については、既に精一杯やらせていただいているつもりです。もし、弊社がおかしなことを言っているというのであれば教えてください」

「……」

「業界の相場に合わせているので弊社としては、価格変更に応じることはできません。もし、御社が新しい業者様と取引をしたいなら、それは御社のご意志です。それによってウチが損をしたとしても、諦めるほかありません。ただ、べつの業者様に乗り換えられるのであれば今までの優遇価格は適用できなくなりますので、そのあたりはご注意ください。

ご期待にお応えできなくて申し訳ありません」

私は言うべきことを伝えて、頭を下げ、交渉を切り上げました。

帰り際、私はその会社の玄関先で、

「ウチがこれだけお願いしてるのにダメなんだな。このことは、絶対忘れないからな」

不快感を隠そうともしない社長様に捨て台詞《ぜりふ》を吐かれ、私は残念な気持ちでその会社をあとにしました。

vsテイカー物語の考察

この一連の流れについて説明させていただくと、まず、社長様は弊社に対して、自らの「win」を求めてきました。

その申し出は、弊社にとって「lose」だと感じるものでした。ここで私が自分の目的を見失い、彼の主張を受け入れることはテイカーに対して、失敗型ギバーの姿勢で臨むことと同じです。つまり、一番の失敗パターンです。

弊社の長期的成功パターンは目的に沿ったギバーであること。すなわち相手に得をさせるということです。

今回の場合、私の主観では、相手に貢献し、既に「win」を与えていると思っているので要求を呑む必要はないと思いました。弊社が相手の立場を尊重し、相場以上の価格でガラスびんを購入していたこと。昨年から継続的に大きな仕事を提供していたことなどが理由です。


しかし、人間の価値観はさまざまですから、私が「win-win」であると思っていても、相手は「lose」だと思っているということもあるでしょう。あくまでも私は、自社の立場からの「win-win」を唱えているだけで、そこに絶対的な基準があるわけではありません。

私はそうした価値観の齟齬《そご》についてご納得いただくため、会社の考え方や市況について説明し、「既に『win-win』の関係になっているのではないか」「それにつきあうことで『lose-lose』の結果になってしまう可能性もある」ということを伝えました。

しかし、相手はそれに返す言葉がなかったのか、まったく別次元である、「社員の給料」

まで持ち出し、弊社に「lose」を突きつけてきました。ここまででも既に納得のいかない主張でしたが、先方はこの時点で常識的な交渉の枠を完全に越えていました。苦肉の策で、私が昨年回した大きな仕事を引き合いに出し、互いに得できる関係を強調したのですが、先方はそのことなどなかったかのように、自分だけ「win」であれば良いという姿勢を崩しませんでした。

もちろん、自由競争の原理に基づく相手の主張はもっともだと思う方もいらっしゃるでしょう。そのあたり賛否があることは承知しています。しかし、ここで注目していただきたいのは、彼の精神性が完全にテイカーであるということです。

テイカーの主張に、安易に妥協して、「じゃあ、ちょっと価格を上げるから、なんとかこれで収めてくださいよ」とするのは下策なのです。一度明け渡した土地を占拠されたら、二度とこちらの手には戻ってこないのと同じです。

私は最終的に、「現在の条件が納得いかないのであれば、取引が白紙になり、自分が『lose』になっても構わない」ということを宣言しました。言うなれば、相手に対して「私が思う『win-win』と『lose-lose』」の両方を同時に突きつけたということです。

「『win-win』が成就されないのであれば、『lose-lose』でも辞さないという覚悟を示す」テイカーと対峙するときに有効なのはこうした姿勢です。

つまり、「lose-lose」は、こちらに「lose」を押しつけてくるテイカーを止めるための抑止力として使うことができるということです。

最初は自らギブを与え、相手がそれに対してテイカーの姿勢で挑《いど》んでくるのであれば、こちらはそれ以上貢献する必要はありません。そうした相手に媚びて、ギブを続けてしまったら、自分が失敗型ギバーになってしまい、敗北まっしぐらです。

この一連の流れが、私がオススメする成功型ギバーとしてのテイカーへの対処法です。

「そんなやり方、うまくいくの？」と問われれば、それはケース・バイ・ケースでしょう。そもそもテイカーを相手にしてしまっている時点で、負けパターンまっしぐらなのです。この手法はそれを抑止できるかもしれない方法の一つではありますが、前述の通り、やはり最善策は最初からテイカーには関わらないようにすることなのです。

このケースの後日談として、この会社の社長様は弊社との取引をやめ、高い価格を提示してきた業者と取引を始めたようです。彼にとっては、ほかの業者に乗り換えることで「win」を得られたと思ったのでしょう。

しかし案の定、彼は1年後、弊社に連絡をしてきました。

「前と同じ条件で良いから、もう一度取引させてほしい」

そうおっしゃったので、私は、

「前と同じ条件ではなく、通常の相場での取引であれば構いませんよ」と淡々とお伝えしました。

ちなみに、その1年のあいだに、彼の会社の仕事の何割かが、彼の同業者や、弊社に移っていました。「価格がすべて」というテイカー的姿勢に嫌気が差したのか、彼の取引先がこちらに流れてきたのです。もちろん、弊社から仕事を回すこともなくなりました。

社長様が頭を下げてきたことにより、弊社との取引は復活しましたが、彼が失った仕事は戻りません。このとき、彼が失ったもっとも大きなものは信用なのです。自社の利益のみを考え、相手の立場を度外視した過度な要求をしたことで、その行動が回りまわって、自分の身にはねかえってきただけのことなのです。

このケースにおいて、私は自分の対応が間違っていたとは思いません。今振り返ってみても、この社長様は理不尽なことを言っていたと思います。我々は、自分たちの身を守るためにも、決してそうしたテイカーに屈してはならないのです。

また、同時に、自分がテイカーに身をやつすことを避ける意識を持つべきだと私は思います。人は自分の立場から正義を振りかざそうとしてしまう生き物です。気を抜くと、すぐに自分の立場や都合から物事を見てしまう。そういったことは誰にでもあるものです。

そうならないために、我々は、その取引が「win-win」になっているか、自分自身がテイカーや失敗型ギバーになっていないかなど、相手の立場を慮った視点を持つことが大切です。もちろん、そのとき自分の本来の目的を見失ってはいけません。

そうした考え方で人と接することで、相手と良い関係が構築できるようになり、結果として成功に近づくことができるのです。

第5章　インサイド・アウト

インサイド・アウトとは？

入社してから、あっという間に4年の歳月が流れていました。

ここまでお話ししてきたようなこと以外にも、私は経営者と営業の立場を通じて、さまざまな機会に恵まれてきました。お客様から評価を受けて嬉しかったこともあれば、理不尽な扱いを受けて悔しい思いをしたこともありました。出入りしている業者と言い争ったり、私の至らなさによりお客様をがっかりさせてしまったり、あちらこちらでご迷惑をおかけしながら、成長させていただきました。

この頃には、工場以外の業務はほぼすべて把握することができており、かなり自信もついていました。

私が会社のためにすべきことはまだまだ山積みでしたが、それでも入社当初のように、なにがなんだかわからなくて右往左往するようなことはなくなっていました。私でなければできないような経営的な判断も下せるようになり、周囲への影響力を多少発揮できるようになってきていたと思います。

また、人づきあいについても、南條さんが言った通り、公私問わず、人の話に耳を傾け、友人のようにフラットな姿勢で話しかけることで、会話への苦手意識もなくなりつつありました。自分が思い描く「実力者」にはまだまだ至らないレベルではありましたが、成長しているという確かな手応えを感じていました。


営業の仕事を通して、自分の成長を振り返って見たとき、とくに南條さんに教えていただいた、「演技を続けているうちに、本気に変わっていく」という教えは、私の人生を大きく変えた言葉の一つでもありました。と言っても、この言葉自体が私を変えたわけではありません。この言葉について深く考えたことが、私に大きな気づきをもたらしてくれたのです。

この言葉を人に伝えると、「演技をして外身を変えても、中身を変えていかないと意味ないんじゃないの？」と言われることがあります。ご指摘の通りです。外身だけを変えても、確実に中身を変えることができるわけではありません。しかし、一方で、外身を変えることで、中身が変えられる場合もあるのです。

「インサイド・アウト」という言葉があります。
名著『7つの習慣』（スティーブン・コヴィー）では、インサイド・アウトこそが個人の成功のための重要な原則であると伝えています。その要諦は、「常に主体的であれ」ということです。

我々はなにか問題が起きたとき、自分の外側にあるものを原因として考えがちです。こうした考え方は、自分が、自分以外の何者かから影響を受けているという前提に基づいています。言うなれば、「矢印が外側から内側に向いていて、自分はその影響を受けている」という「他責思考」の状態。こうした状態を「アウトサイド・イン」と言います。

例えば、自分を省みずに上司の文句ばかり言っているサラリーマンはアウトサイド・インの状態であると言えます。他者のせいにばかりしている人は、誰からも尊敬されず、良い影響力を発揮することはできないでしょう。

その逆に、なにか問題が生じたとき、「自分にもできることがあったのではないか」と自責の考え方を持ち、自らを変化させ、周りに影響を与えていくことができるような思考を持った人。すなわち、「矢印を内側から外側に向けて、主体的に外側に働きかける」ことができる人は、「インサイド・アウト」の状態であると言えます。

この「インサイド・アウト」「アウトサイド・イン」という言葉は、ゴルフのスイングを表現するときにも使われます。両腕を積極的に振って外側からクラブをスイングすることをアウトサイド・インと呼びます。これは初心者がほぼ１００％やってしまう小手先の振り方で、自分の身体を動かさずに、クラブだけを懸命に動かすというものです。こうした振り方だと、クラブの先端にあるヘッドの動きが止まってしまい、ヘッドスピードが上がらず飛距離も出ないのです。

それに対して、インサイド・アウトのスイングは、クラブそのものを振ろうとするのではなく、自分の身体の軸を保ち、その中心を回転させることで外側にあるクラブを大きく動かすという振り方です。ゴルフをやっている方であればわかると思いますが、このインサイド・アウトのスイングを手に入れるまでに、常人であればかなりの練習量をこなし、気づきを得る必要があります。

面白いもので、人間の内面であっても、ゴルフスイングであっても、どちらの場合もインサイド・アウトの方が難しく、かつ優れているとされています。人のせいにしたり、小手先のやり方を変えたりすることは簡単で、価値が低く、能力を高めるために研鑽したり、主体的に外部に働きかけたりすることは難しく、価値が高いということなのでしょう。

私は自分のあり方を改善したいと思い、これまでにさまざまな勉強を重ねてきました。経営者が集まる異業種交流会・勉強会に所属していたこともあれば、年間500万円の経営塾に入って学んだり、海外の勉強会に足を運んだりしたこともあります。そうした高額なセミナーは、人間としての「あり方」を変えるようなポテンシャルを持った非常にレベルの高いものであると感じました。

しかし、そうした場で学んでも、あり方がまったく変わらず、成果が出ない人を今までに数多く見てきました（もちろん成果が出る人もいます）。成果が出ない人の特徴は「他力本願」であるか、当事者意識が欠けているかのいずれかであることがほとんどでした。すなわちアウトサイド・インの思考であったということです。

決意して、行動する

10代と、20代前半の頃の私は完全にアウトサイド・イン思考の人間でした。

もともと私は、性格がいい方ではありません。非常に我が強く、劣等感や猜疑心《さいぎしん》、人を妬《ねた》む気持ちなど、人一倍負の感情を持ったネガティブな人間だと自認しています。私は子どもの頃から、そんな自分の性根《しょうね》がずっと嫌いでした。

そうした腐った性分を抱えて生きていた私ですが、いつの頃からか、人のせいにすることが減りつつあることを自覚し始めていました。

もちろん、これを書いている現在でも、自分がインサイド・アウトの考え方を身につけているなどとはおこがましくて言えません。しかしそれでも、以前よりは他人のせいにすることは少なくなり、昔よりも主体的になっていると感じています。

私が変わり始めたのは、いつからだったのだろう。

のちに振り返ったとき、私が徐々にインサイド・アウトの思考に変わり始めたのは、「演技を続けているうちに、本気に変わっていく」と南條さんに言われ、その手法を意識して、実践し始めてからだったと思い当たりました。

とは言うものの、24歳の当時は、自分の内面を変えようと思っていたつもりはありませんでした。ただ、がむしゃらに彼の真似をし続けただけです。そうしているうちに、自分の営業に対する姿勢や、人との接し方が変わってきたというだけのことです。しかし、振り返ってみると、自分の性格がいつの間にか変わっていることに気づきました。

このとき、私が実践した手法は、南條さんの真似をしただけなので、アウトサイド・インだと言えるはずです。しかし、やり方を変えるだけでは、人は簡単には変われないということを我々は経験的に知っています。

今までの経験則によれば、アウトサイド・インで物事を進めたときの私は失敗ばかりしていました。

例えば、私がサラリーマンをしていたとき、上司に勧められてコミュニケーション力アップのための研修を受けたことがあります。わざわざ2日間かけて、社内外で使えるコミュニケーションスキルを教わったのですが、私の考え方や行動はほとんど変わりませんでした。

しかし、南條さんのアドバイスを受けて、アウトサイド・インの手法を実践したときには、自分を変えることができています。

両者のあいだにはどんな違いがあったのでしょう。
おそらく、その違いにこそ、私が求めているインサイド・アウト思考へ変わるための答えが潜んでいるに違いないと思いました。

私は、自ら変化に臨もうと思っている人の思考回路を分解して考えてみることにしました。長くなるのでその過程は割愛しますが、私は、インサイド・アウト思考の根源は、自分自身を変えることを「決意すること」「行動を続けること」にあると思い当たりました。

変化に臨もうとしている人は、大きく三つのタイプに分けられます。

①自分が変わることを決意し、行動に結びつけている人
②自分が変わることを決意せず、行動に結びつけていない人
③自分が変わることを決意せず、行動に結びつけている人

①の「決意あり↓行動あり」の場合は、文句なしにインサイド・アウトの思考であると言えるでしょう。

インサイド・アウトに不可欠な要素の1点目は、「自ら決意する」ということです。我々は自ら決意することによって、変化を受け入れる準備が整います。

そして、2点目に必要なのが「行動」です。その意志を持った状態で行動し、それを継続することです。

ゴルフでいうと、自分のスイングを進化させるべく、さまざまなやり方を試し、良いスコアを目指す成長志向の人は、このパターンであると言えるでしょう。変化を決意した状態で、行動を始めると、新しい知識や経験をどんどん吸収できるというのは、皆さんも身に覚えがあるのではないでしょうか。

ちなみに、決意はあっても、行動に結びつけられない「決意あり↓行動なし」の人もいます。その場合は、十分な決意ができていないということになるため、実質的に②と同じであると言えるでしょう。一度は決意し、行動を始めたにも関わらず、それを継続できなかった人も同様です。

質の高いセミナーを受けたとしても効果が出ない人もこのパターンが多いのではない

でしょうか。自分が変わろうと決意して受講したとしても、セミナーを受けたことによって満足してしまったり、「教えてもらったことをそのうち実践しよう！」と思ってそのまま行動に結びつけられずに終わってしまったりするというようなことは、誰にでも経験があると思います。

ちなみに勘違いしやすいのですが、すべてにおいてパターン①のインサイド・アウトの状態である人は稀《まれ》です。というか、私は一度も見たことがありません。

ある場面では①の状態が保てるけど、べつのある場面では②になってしまう、ということは往々にしてあるものです。私自身も、①と②の間を行ったり来たりすることはしょっちゅうなので、そうしたムラを少しずつ減らしていくことが現在の私の（あるいはすべての人にとっての）課題だと思っています。

②の「決意なし→行動なし」の場合は、他力本願のアウトサイド・イン思考か、停滞していることを暗に受け入れている、「消極的アウトサイド・イン」であるとも言えます。

こうしたタイプの人は、自分が「このままではいけない」ということを自覚しているにも関わらず、自分自身を変えるための決断ができません。「運動しなきゃ」と毎日思っていても、行動に移すことができない人です。このとき変化を邪魔しているのは、たいていの場合、安心領域に留まっている人であると言えるでしょう。

ゴルフでいうと、「本当はもっといいスコアを出せるようになりたいけど、今のままでも楽しいからいいや」と成長を先送りにしているような人です。ずっと、このままで良いと思っているわけではないのですが、成長する喜びよりも、エネルギーを費やす苦痛の方が勝っているため、いつまでも同じ打ち方を続け、いつまでも同じスコアに留まる、言わば普通の人であると言えるでしょう。言い訳が多かったりするのもこのタイプの人です。

先の私の例で言えば、サラリーマン時代の私はパターン②の思考が非常に強かったと言えます。私は会社に研修を受けさせてもらいながらも、自分を変えようなどとは微塵《みじん》も思っていませんでした。つまり決意などなかったわけです。当然行動の継続に結びつかず、そこに変化は生まれませんでした。

最後の③は、「決意なし→行動あり」のパターンです。こうしたタイプは、軍隊やブラック企業などにありがちな、体育会系的なアウトサイド・インのパターンであると言えます。

ゴルフでいうと、べつにゴルフに興味があったわけじゃないのに、つきあいでイヤイヤ始めたというタイプの人がこのパターンです。自分の意に沿っていないものの、行動自体は続けているので、「積極的アウトサイド・イン」と言うこともできるでしょう。

このパターンでは、いつまで経ってもゴルフが上達しない人もいる一方、やり続けていくうちに成功体験が重なり、ゴルフ好きになる人もいます。ゴルフを好きになったことによって、行動を続ける決意があとから固まったというわけです。

つまり、③については、結果的にうまくいく成功パターンと、そうでない失敗パターンの二つに分岐する傾向があるのです。

このような働きかけは、当人の心の動きを無視した典型的なアウトサイド・インのマネジメントであると言えるでしょう。

つまり、「つべこべ言わずにやれ」といった、相手側の姿勢に依存する根性論のアプローチです。一見筋が通っておらず、前時代的な手法だと思われがちですが、部下をインサイド・アウトに導く可能性を秘めた手法であるとも言えます。

南條さんの教えを得たときの私は、これらのうち、どのパターンに該当すると言えるでしょうか。

「演技を続けているうちに、本気に変わっていく」という考え方を教わったとき、おそらく南條さんはインサイド・アウトという言葉など知らず、③の「実践してなんぼ」という意味合いで伝えていたはずです。

このときは私自身も、自分が③の「決意なし↓行動あり」のパターンで、南條さんの真似をするという行動をしていたと思っていました。つまり、アウトサイド・インの根性論的思考で行動していたつもりでした。

しかし実態として、このときの私は③のパターンではなく、①の「決意あり↓行動あり」というパターンで行動していたのです。

なぜなら、自覚こそなかったものの、私が「南條さんの手法を真似る」というアウトサイド・イン的手法を選択したとき、私はなにがなんでも自分を変えると決意した上で行動していたからです。

これに気づいたとき、私は、自分が南條さんの教えをきっかけに変わることができた理由が腑に落ちました。たとえ、同じ行動をしていたとしても、自らの覚悟が違えば結果はまるで違うものになるということをあらためて認識させられました。

ここで私が警鐘を鳴らしておきたいのが、②「決意なし→行動なし」の「消極的アウトサイド・イン」の姿勢についてです。①〜③のなかで、もっとも自分の成長から離れているのは②であると私は考えます。

最上なのは①の「決意あり→行動あり」であることは明らかだと思います。決意を伴った行動は、伴わない行動よりも学習効果が高いというのは体感的にも理解しやすいかと思います。

昨今の世の中、③のような「いいから黙ってやれ」的な、「積極的アウトサイド・イン」の考え方を揶揄《やゆ》するような風潮があります。しかし、決意も行動もしないよりは、自分が変わる可能性がある分、③の方が②よりも優れていると私は考えます。

インサイドアウトのまとめ

本章の内容をまとめると、人間の行動原理はインサイド・アウトとアウトサイド・インの2種類に分かれるということです。

インサイド・アウトとは「中から外に出る」という意味で、この考え方で行動している人は、物事の主体は自分であり、自らの責任で外部を巻き込んで働きかけようとします。
一方、アウトサイド・インは「外から中に入る」という意味で、この考え方で行動している人は、物事の主体は他者であり、なんでも外的要因のせいにしようとします。外的要因とは、遺伝・教育・環境などといった要因です。

人がインサイド・アウトの思考を身につけ、変わるために不可欠な要素は、「決意し、行動し、それを続ける」ということです。そのなかでもっとも重要なのは、やはり自らなにに取り組むかを「決意する」ということに尽きるでしょう。
もちろん、パターン③のように行動だけでも変化することは可能でしょうが、決意なき行動は継続することができません。逆に、決意ができれば、行動し、継続することができます。

名著『エッセンシャル思考』(グレッグ・マキューン)には、最大限の成果を上げるタスクの取り組み方として、やらないことを決め、やるべきタスクを選択し、やるべきことに集中するべきである、ということが書かれています。
選択とは「複数のなかから一つに決める」という意味として、集中とは「継続する」

という意味としてとらえることもできるでしょう。

自分の心を決め、自ら変化を求め、インサイド・アウトの思考を身につけようとすることは、このエッセンシャル思考の取り組み方と同じであると私は思います。

自ら変わろうと決意し、行動すると決めた人は、他者の問題を自分の問題と混同する必要がありません。目標を見失うことも、言い訳する必要もないため、力強くシンプルに、自分の進む道を追求することができます。すべては決意から始まるのです。


皆さんの周りで、インサイド・アウトで日々行動できている人はいるでしょうか。もし、そうした人がいれば、その人の顔を思い浮かべてみてください。きっとその人は自分の心を決めて、やるべきことに向かって邁進しているはずです。

インサイド・アウトの考え方で行動することは、我々の人生に真の充実をもたらすのです。

第6章　南條さんとの別れ

南條さんの退職

私のなかで、インサイド・アウトの思考に変わってきたという自覚が芽生えた頃、お客様の私を見る目も変わっているように感じました。南條さんの方ばかり見て話していた方たちも、いつの頃からか、私の顔を見ながら話してくれるようになっていました。また、友人の経営者などから、相談を受けることも増えてきたことで、私は今までよりも一層自信を持って仕事に取り組むことができるようになっていました。

そうした私の様子を見ていたのかもしれません。私は南條さんに、応接室で話せないか、と声を掛けられました。南條さんが弊社の定年である60歳を過ぎてから2年ほど経ったある日のことでした。

私はなにを言われるのか、瞬間的に悟りました。

「実は、ちょっと前から考えてたんだけど……そろそろ暇をもらおうかと思ってね」

予想通りの言葉でした。

「俺が知ってることは全部伝えたから、引継ぎはほとんど必要ないと思う。来月の給料の締日あたりで辞めようかと思ってるけど、それでいいかな」

はじめの頃、私に悪態をついたときの面影《おもかげ》はまったくありません。むしろ、私を気づかうような、申し訳なさそうな表情でした。

「そりゃ、南條さんがいなくなると不安ですよ。できれば、ずっと会社にいていただきたいところです」

そう答えながらも、私の心に動揺はありませんでした。私は、自分の気持ちがさほど不安でなくなっていることに気づきました。仕事をほぼ引き継いだから大丈夫というだけでなく、4年前と比べて成長してきたという自覚があったからです。

「そう言ってもらえて嬉しいよ。でも、俺も歳だからね」

「そうですね。私もいつまでも南條さんに甘えているわけにはいきませんからね」

私はふたつ返事で、退職を承諾しました。

南條さんから退職の話をされたとき、彼は62歳でした。当時は定年が60歳（現在の定年は65歳）だったため、本来はそのタイミングで退職したかったはずですが、私一人に会社を託すのは酷だと思ったのでしょう。私の都合で、引退のタイミングを2年間も遅らせてしまいました。

不思議な気持ちでした。私は南條さんのことが苦手で、最初の頃は憎んでさえいたのです。

「いつか自分が成長したら、この人を見返して、俺に無礼な発言をしたことを後悔させてやる」そう思っていたのですが、いざ彼が退職すると聞いたとき、そんな気持ちは跡《あと》形《かた》もなく消え失せていることに気づきました。

私は、できる限り努力をしてきたつもりでしたが、ベストからはほど遠かったと自覚しています。私の人格が整っていれば、彼と言い合いをせずに済んだこともあったはずですし、能力があれば、もっと効率良く業務を進めることだってできたでしょう。

私に残ったのは、「もっとやれることがあったに違いない」という後悔でした。

退職の日、皆で南條さんに花束を渡したあと、私と彼は事務所で二人になりました。

不意に南條さんは、

「出会ったばかりのとき、本当は、俺が君を助けてあげなきゃいけなかったのに、キツイことを言ってすまなかった。実は俺も、君のお父さんがなくなって不安でさ。あのときは申し訳なかったね」と頭を下げてきました。

不安で混乱していたのは自分だけではなかったのだ。表に出さなかっただけで、彼も私と同じように不安だったのだ、と思いました。

「いや、そんな。こちらこそ、昔から生意気ですみませんでした」

「そんなの気にする必要ないよ。それが君のいいところでもあるからね」

なぜか、生意気であることは否定されませんでした。

「俺は、君の葬儀の挨拶をよく覚えてるよ」

私が喪主を務めた父の葬儀で、私はこんなふうに挨拶させていただきました。

「遠い将来、父の死があったからこそ自分が成長できた。皆さんにそう思っていただけるような人間になりたいと思います」

「あのときのことを思うと、本当によくやってきたと思う。きっと、お父さんも喜んでくれていると思うよ」そう言った南條さんの瞳は、潤んでいるようにも見えました。

南條さんはずっと私のこと嫌っていたと思っていたので、その言葉を南條さんが覚えてくれていたのは驚きでした。

「君はまだ若いけど、そのへんに転がってるような社長よりも、よっぽどしっかりしてるから大丈夫だよ。応援してるから、これからも頑張ってね」

そんなふうに、私に激励の言葉をかけて、彼は笑顔で去っていきました。私は、南條さんのことを、自分の命を救ってくれた上官が退役するかのような気持ちで見送りました。決して大袈裟《おおげさ》な比喩ではなく、私は南條さんに命を救われたくらいの恩をいただいたと思っています。ときとして、厳しくもありましたが、彼は彼で、私と会社のことを慮ってくれていたのです。数年間、一緒に仕事をしてきて、私にはそれがわかりました。

愛をもらってばかりいるうちに、恩を返す相手がまた一人いなくなってしまったな、と私は思いました。

第2部

内部との戦い

第7章　工場が抱える問題

現場のスーパーマン高山さん

高山さんは、私が入社する以前から、現場の責任者（工場長）を務めてくださっていた方です。彼は偉大な技術者でした。また、私が営業に注力できるように、父が亡くなったあとの工場を支え続けてくれていたのも彼でした。

弊社は創業してから70年以上経ちますが、もっとも弊社に貢献してくれたのが高山さんであったことは疑いようもありません。

高山さんは南條さんよりも少しだけ年下で、当時50代後半でした。20代の私と年齢が離れていたにも関わらず、私の意見や考え方も尊重し、年下だからと言って私を見下すことなくフラットな目線で接してくれる方でした。

現場におけるスキルが非常に高く、機械を自ら修理したり、自ら工場のラインを改造したり、どんなトラブルもたいていのことは独力でなんとかしてしまうのです。

例えば、私が「こういう機械があったらどうですか?」とアイデアを出すと、単純な仕組みであればそれをたちまちつくり上げてしまいます。第1部でお伝えした、品質向上や製品開発が実現できたのも、彼が手間のかかるテストを積極的に繰り返してくれたおかげです。

当時の私の目には、彼がスーパーマンのように映っていたことをよく覚えています。彼の力なくしては、弊社の製造技術はここまで進化しておらず、その功績のおかげで今日の会社があると私は思っています。

私は、お世話になった高山さんに、いつか恩を返さなければならない。そんなことをよく考えていました。

人が定着しない工場

私が入社してから、歳月は流れていました。

既に、南條さんも退職しており、営業部には新しい社員も入っていたことから、私の業務がプレイングマネジャーからマネジャーにシフトしつつある時期でした。また、品質改善によるイノベーションによって売り上げも伸びていたため、私自身「そこそこうまく経営できるようになってきた」と思っていた頃でもありました。

精神的にも余裕の出てきた私は、高山さんが「管理」していた現場を覗くようになりました。現場のことについて高山さんと話す機会が多くなった私は、あるとき彼に、「困っていることはありませんか？」と尋ねました。

何気ない質問でしたが、このとき交わしたやりとりが、その後、弊社を大きく変えていくことになるとは、このときの私は想像もしていませんでした。

高山さんの悩みは、「新しく入った社員が定着せず、すぐに辞めてしまう」というものでした。

「パートやアルバイトの方には、短期的にお金を稼ぎたい人もいるだろうから、入れ替わりがあるのは仕方ないと思ってます。でも、ウチは正社員が全然定着せず、すぐに辞めてしまうんです」

彼の言う通りでした。弊社はとくに現場社員の定着率が非常に低かったのです。

「ウチの工場はいつもギリギリの人数で回しています。もっといい人を採用してもらえませんか」と高山さんは続けました。

実のところ、私もその件がずっと気になっていました。それまでも、現場で何人もの正社員を採用していたのですが、いずれの方々も退職してしまっていました。

辞めた方たちに退職理由を尋ねると、その半数が「仕事が合わないから辞める」というものでした。「居心地が良くないから辞める」という方も、相当数いらっしゃいましたが、そのような方は、日ごろから愚痴や悪口を漏らすなど、周囲からの評判も良くない方だったため、私は、「辞めるのは、本人に原因があるのだろう」と決めつけ、そうした意見を歯牙《しが》にもかけていませんでした。

どうして社員が定着しないんだろう？　私は考え始めました。

弊社は愛知県の岩倉市というところに工場を構えています。周辺人口はそこそこですが、会社は車がないと通えないような場所にあります。仕事内容は主に工場内の作業で、決して人気のある職種とは言えず、大手企業に比べるとどうしても待遇は見劣りしてしまいます。

また、業界内では名前が通っているものの、一般的な認知度は皆無といっていいでしょう。

実際、経営状態は安定している（私が入社した2002年から2020年までの間に、グループ企業9社で、設立初年度以外に赤字を出したことは一度もありません）のですが、それを求人広告で伝えたようとしたところで、応募者には伝わらないでしょう。

以上のような条件に鑑《かんが》みると、弊社の印象は決して良いとは言えません。そのため、私自身、社員の定着率について、「ウチみたいな会社にいい人が来ないのは仕方ないことだ」と諦めていたようなところがありました。

しかし、日頃から会社を支えてくれている高山さんの悩みであれば、それに応えないわけにはいきません。私は良い改善の機会をいただいたと思い、社員が定着しない原因について探ってみることにしました。


一般的に、世の中の退職理由の上位は、「人間関係」「環境」「待遇」「仕事内容」だと言われています。ほかには、「体調不良」や「家庭の事情」などの理由もありますが、それらは割合としては少なく1割未満だとされています。

まず、わかりやすいところで、弊社の待遇を調べたところ、中小企業の製造業の水準としては平均的なものでした。

仕事の内容については個人の好みがあるとは思いますが、弊社の工場の業務が著しく過酷であるとも思えませんでした。

たしかに現場は立ち仕事ですし、気を配らなくてはならない箇所も多く、仕事自体が楽ということはありませんが、朝から晩まで肉体を酷使し続けなければならないような重労働ではありません。

コンプライアンスも重視しており、超過勤務もほぼないため、工場の仕事という意味では、肉体的・精神的な負担は並のレベルであると思います。そのため待遇や作業内容だけが、社員が定着しない原因であるとは思えませんでした。

環境があまり良くないという自覚はありました。弊社では、工場内にガラスの粉塵が舞っているため、作業中はマスクをつけなければなりません。面接の際に、それを理由に入社を拒まれる方は一定数いらっしゃいました。しかし、辞めるときに環境を理由にされる方はほとんどいらっしゃらなかったので、環境は退職の要因の一つではあっても根本的な理由ではないような気がしていました。

残るは人間関係です。私は、今まで辞めた方たちの人間関係について、高山さんから聞き取りをしてみました。

彼の回答は「人間関係は悪くなかったと思います。それよりも、辞めた皆さんは、やる気があるとは思えない人たちばかりでしたね」というものでした。

高山さんは、その時点における退職理由を、「本人の資質」であると結論づけているようでした。

原因はわからず、私は頭を悩ませました。

やはり高山さんが言う通り、採用した人の資質の問題なのだろうか。それとも、うちの仕事内容に問題があるのだろうか。あるいは、そうしたこととはべつの問題が隠れているのだろうか。

しかし、悩んでいるだけでは物事は進展しません。現場に人が足らず、高山さんたちが困っているのであれば、即座に人を補充しなければなりません。私は、社員が定着しない原因を見つけられないまま、とりあえず現状の穴を埋めるため採用活動に力を注ぐことにしました。

すぐに辞めてしまったKさん

それから何人かの面接を行い、現場社員のKさんを採用しました。

彼は30代半ばの男性で、機械を触った経験こそないものの、やる気に溢れた方でした。

「現場で働くことも好きで、いろいろなことを覚えるのも好きです。何事にも興味を持ち、積極的に取り組む性格です。家族もいるので、腰を据えて長く働かせていただきたいです」

面接の際にそう言われたこともあって、我々はKさんを満場一致で採用させていただくことにしました。

「良さそうな方が入社してくれた。現場で協力して、時間をかけて育てていこう」と、私も高山さんも喜んでいたのですが……。

その4か月後、Kさんは私のところに退職届を持ってきました。

その数日前に、「Kさんの仕事ぶりはなかなかいいですね」と高山さんから聞いていた私にとって、彼の突然の退職希望は大きなショックでした。

私は、その場で本人に退職に至った理由を訊きました。しかし、彼は「仕事が肌に合わないから辞めたい」の一点張り。私は彼を引き止めましたが、その口ぶりから退社の決意が翻《ひるがえ》ることはなさそうでした。

その件を責任者の高山さんに伝えると、「昨日、本人から聞きました。Kさんからは、『やる気がなくなった』と聞いています」という答えが返ってきました。

「Kさんの仕事ぶりはどうだったんですか？」

「はじめのうち、Kさんは積極性があると思ってたんですけど、それは最初だけでした。仕事の覚えも悪くて、続けてもらうのはちょっと厳しいと思ってたところだったんです。ウチの仕事は難しいですから。ちょうどよかったのかもしれませんね」

私はその言葉に違和感を覚えました。

「ついこの間、『仕事ぶりはなかなかいい』っておっしゃってませんでした？」

「ああ……そりゃ、誰にでもいいところはありますよ。でも、彼からはやる気がほとんど感じられませんでしたね」

私は、高山さんが言い淀んだように感じました。

それまで、「仕事ぶりはなかなかいい」と褒めていた人を、急に「やる気がない」と評するものだろうか。

いつもなら、信頼している高山さんの主張を無条件で信じていたと思いますが、このときはその口ぶりに矛盾を感じました。私は、あれだけやる気のあったKさんが、数か月前とは真逆の姿勢になってしまったことを疑問に思い、その理由を突き止める必要があると考えました。

私はKさんの真意を確かめるべく、その日の終業後に彼を誘いました。

仕事が終わって家族の元に早く帰りたいであろうKさんを引き止め、「どうして辞めるのか、本当の理由があったら教えていただけないでしょうか」と尋ねました。

そんな私を見て、Kさんは驚いた表情を浮かべていましたが、私は正直な気持ちを述べてKさんにお願いしました。

「お恥ずかしい話ですが、私は社長でありながら、現場のことをよく知らないのです。だから少しだけでも、Kさんの感じたことや、現場のことについて教えてもらえないでしょうか」

快く了承してくれた彼とともに、私たちは近所のコメダ珈琲店に入りました。席に着くなり、Kさんは訥々《とつとつ》と語り始めました。

「実は、ずっと伝えたかったのですが、社長は完全に高山さんの味方だと思っていたので言えなかったんです……」そんな前置きをして、彼は続けました。

「お気づきかどうかわかりませんが、ウチの工場は『高山工場長』と直属の部下である『坂崎主任』が二人だけで回しているも同然です。ここ数か月、現場の作業をいろいろ教えていただきましたが、僕は工場のことをなにも知らないも同然です。多分ほかの人も同じだと思います。現場社員の僕らは、毎日、指示された作業を言われるがまま、こなしているだけです」

そして彼は、弊社の工場が抱える問題点について、以下のようなことを教えてくれました。
・工場の運営方法や稼働方法を把握できているのは、現場では高山さんと坂崎主任の二人（工場幹部）だけ。
・工場内は幹部二人と、それ以外の現場社員に分かれていて、両者の間にコミュニケーションはまったくない。

・幹部以外の作業員は指示されたことを黙々とこなしているだけ。現場社員は与えられたルーチン業務以外のことはなにもわかっていない。

・終業後、幹部二人が忙しそうに修理やメンテナンスをしているのに、ほかの現場社員は自分の作業が終わったら、タイムカードの前で雑談している。幹部二人の仕事が終わるのを手伝わずに待っている。幹部の二人もそれについてなにも注意しない。

・メンテナンスのときは幹部二人のみが作業をする。あとの人は必要な工具を運び、その作業を見ているだけ。

・一度尋ねたことをもう一度尋ねると怒られる。だから訊けない。

・「わからなかったら訊け」と言われるが、尋ねると機嫌が悪くなるので訊けない。

「そんな幹部側と、一般社員の間に挟まれていたのが僕でした。彼らはどちらもお互いの愚痴を言い合っています。現場社員のなかには、もちろん愚痴を言わない人もいますが、そういう人は自分が無関係だと思っているか、既に諦めているかのどちらかです。

僕は幹部のお二人と距離が近いので、一般社員の方には仲間と思われていません。つまり、幹部のお二人と仲良くするしかないのですが……。正直なところ、上から命令されるばかりなので、仲良くできるような雰囲気じゃないですね。だから、自分の居場所がありません。それに、どうせ二人だけで仕事を片づけてしまうので、僕がいようといまいと、誰も困らないと思います」

そうした話を聞いて、私はガラスびんで頭を殴られたような衝撃を受けました。言われてみれば、幹部とそれ以外の現場社員が仲良く談笑している姿をあまり見かけた記憶はないように思いました。

もちろんKさんが話した内容には多少の愚痴が混ざっていたことは否めません。しかし、それを差し引いても彼の言うことは受け止めるべき貴重な意見だと感じました。かなりの意欲を持って入社していただいた方が、数か月で「この工場ではうまくやっていけない」と見切りをつけてしまったという事実に目をつぶるわけにはいきません。

話の最後にKさんは、申し訳なさそうに言いました。

「このまま続けていくのは無理です。社長のお力になれずすみません」

Kさんと別れたあと、私は車を走らせながら一人で考えました。

もし、今までに退職された方々がＫさんと同じだったとしたら。さらには、今いる現場社員のほとんどがＫさんと同じような不満を抱えながら仕事をしているとしたら……。

工場は非常に良くない状態にあるのかもしれない。私は現場が抱えている問題を明らかにして、解決しなくてはならないと思いました。

工場幹部から見たＫさん

不安を覚えた私は、Ｋさんが退職した翌日、朝一番で工場にいる高山さんと坂崎主任に声を掛け、Ｋさんの退職理由について伝えました。と言っても、一言一句すべてを伝えたわけではありません。

「『いろんなことを覚えたかったのだけれど、あまり教えてもらえなかった』とＫさんは言っていました。そうしたご指摘に心当たりはあるでしょうか？」と、最低限の情報だけをピックアップして伝えました。

「彼には、いろんなことを教えてきたんですが、全然モノにできませんでしたね。教えても無駄だと思いました」高山さんが言いました。

「今までに辞めてしまった人と比べて、なにか違いはありましたか？」私が尋ねます。

すると隣にいた坂崎主任が、

「同じですね。Ｋさんもほかの人も、仕事を教えても全然覚えようとしません。自分から訊きにこない。自ら手を出さない。困ってしまいますよ」と言いました。

「今まで辞めてしまった人たちも同じような感じだったんですか？」

「ええ、そうですね」

「じゃあ、どうしたらいいと思いますか？」私は純粋な気持ちで疑問を投げかけました。

「どうって言われても……ウチの工場は覚えることも多くて管理が大変ですからね。やる気がない人はなにをやっても無理だと思います」と高山さんが答えます。

「でも、Ｋさんは最初やる気がありましたよね」

「……」

「もし、今までと同じ教え方でダメなら、教え方とか接し方とか、なにかやり方を変えてみるのはどうでしょう？」

　高山さんは、私にそうした指摘をされるとは思っていなかったのでしょう。無言で、驚いた表情を浮かべていました。

「僕は、やる気の問題だけだと思いますけどね」高山さんに助け舟を出すように、坂崎主任が言いました。「Ｋさんを使ってみればわかりますよ。あれじゃや、話になりませんよ」

ムッとした表情で主張する坂崎主任に、私は返す言葉を失ってしまいました。たしかに、現場でＫさんを直接指導したのは私ではありません。彼の行動を見ていない私には、実際どうだったか判断することはできません。けれど、彼らの話をそのまま鵜呑《うの》みにするのも良くないと思いました。

私は、その場は一旦引き下がり、まずは工場の現状について情報を集めることにしたのです。

社内から情報を集める

私は社員に声を掛け、Ｋさんが退職した件と、工場内部の状況について、話を聞いてみることにしました。現場の社員たちが実際のところどう思っているのかを知るため、順次聞き取りをしていったのです。

なるべく社員の負担にならないよう、休憩時間の前後に話しかけたり、べつの理由で全員と面談の時間を設けたりするなど、なるべく社員がプレッシャーを感じないように配慮していたつもりですが、おそらく、社員たちは私のことを警戒していたと思います。

しかし、そうしたことを何度か続けているうちに、自ら私に話しかけ、内部の問題を教えてくれる社員も現れ始めました。そうした聞き取り方をした情報のなかには思い込みだったり、感情的なものだったり、噂レベルのものが多々含まれていました。しかしその一方で、火のない所に煙は立たぬというように、噂のなかには本質が潜んでいると私は考えています。

そうした噂と相対するときに、注意しておかなければならないのは以下の2点です。

1点目は、「噂を鵜呑みにしないこと」です。

噂話は話し手の勝手な解釈や願望が混ざって、意図的に、あるいは偶発的に曲解され、「元の形とはかけ離れた状態になっていることがほとんど」です。また、人は自分の立場からしかモノを言わない生き物です。無条件に噂を鵜呑みにするのは理性的であるとは言えません。

2点目は、「その噂が発生した真因を見極めること」です。

噂を鵜呑みにするのは賢明であるとは言えませんが、すべてを無視するのもまた賢明であるとは言えません。噂は事実の影のようなもので、まったくの事実無根であるということはほとんどなく、たいていの場合その裏側には実体が隠れているものだからです。

　例えば、ある社員が仕事をサボっているという噂があると、実際にサボっているかどうかはべつとして、たいてい「周囲からサボっているように見える行動」をとっているものです。また、社員同士に不倫の噂があった場合、不倫しているかどうかはべつとして、たいてい「不倫していると思われても仕方ない行動」をとっています。

　もちろん、思い込みが激しいオオカミ少年のような人が、愚にもつかないホラ話を吹き込んでくる場合もあるので、すべてを一様に妄信するのは危険ですが（そのような人は「常にそうした噂を流している人」なので見分けるのはわりと簡単です）、だからといって、捨て置けない噂（例えば会社の秩序や、犯罪に関わるようなこと）が社内で流れた場合、会社としてそれを放置することは愚行であると言わざるを得ません。

　噂が元ネタとはかけ離れた状態になっていたとしても、その根源を辿ろうとする過程で意外な事実が判明することもあるため、噂話とはほど良い距離をとって、その信憑性《しんぴょうせい》を吟味した方が良いと思います。

　そのようにして現場から聞き取って集めた情報は、案の定玉石混交《ぎょくせきこんこう》で、ただの愚痴もたくさんありましたが、初めて耳にする貴重なものもありました。

さらに私は、工場幹部や、現場社員の言っていることの真偽を確かめ、どこに問題の本質が潜んでいるのかを調べるべく、自分の目で現場を覗き、幹部や現場社員の業務把握に努めました。しかし、私が観測しているときは、幹部も現場社員も普段とは動きが変わるようで、実体はなかなか見えてきません。

私は現場以外の社員（営業部や総務部の社員）と協力して、彼らの普段の動きを観測するため、こっそり現場に出入りして遠目から様子を窺いました。物陰でガラスの粉にまみれながら数時間観察していたこともあります。今思えばただのストーカーですが、このときは現場のあり方に関わる重大な問題だと思ったので、やむなくそうした手法をとらせていただきました。

そうした情報をとりまとめていくうちに、工場が抱えている問題が朧気《おぼろげ》ながら顕在化してきました。

やはり、工場の内部には大きな軋轢があるようでした。

聞き取りの結果も含めて鑑《かんが》みると、どうやら辞めたKさんが言っていたことも、両者の間に生まれていた齟齬も事実であるようでした。とは言うものの、工場幹部が嘘をついていたわけではありません。高山さんも現場社員も、両者の主張はどちらも事実であると同時に、どちらも偏ったものだったのです。

工場幹部と現場社員のズレ

平常時の社員の動きを見てわかったことは、熟練度が必要な仕事や、その場限りのスポット業務はすべて幹部二人がこなし、あとの社員はほぼルーチン業務に徹しているということでした。

このとき聞き取った情報によると、幹部と現場社員の間に横たわっている軋轢の原因は、「どちらも、それぞれの立場からしか相手を見ていない」ということに尽きるでしょう。

例えば、工場運営について工場幹部（高山さんと坂崎主任の両名）が感じていたことは次のようなことでした。

・工場の稼働状況→正常
・工場の作業効率→とても良い

・幹部二人の自己評価→毎日、懸命に行動している
・現場社員への評価→幹部だけ頑張っている。社員は手伝ってくれない
・トラブル時→幹部だけで対応できる

工場幹部は自分たちのことを「俺たちの力で工場を動かして、皆を引っ張っている。だから俺たちは頑張っている」と評しています。これは工場を運営し、品質の良いカレットをお客様に提供できているという自負があってのことでしょう。

品質において、彼らはたしかにインサイド・アウトの精神で臨んでいました。しかし、彼らは社員をマネジメントするという視点が欠落していたのです。

一方、工場運営について現場社員たちが感じていたことは、主に次のようなことでした。

・工場の稼働状況→いつも通り
・工場の作業効率→自分たちにはなんの関係もない
・現場社員の自己評価→文句も言わずに手伝ってあげている

・幹部二人への評価↓自分とは関係ないし、なるべく関わりたくない
・トラブル時↓どうせ幹部が対応する

現場社員は自分たちのことを「気乗りしないのに、嫌な上司の指示にちゃんと従っている。俺たちは頑張っている」と主張しています。彼らにしてみれば、自分たちの時間と労力を提供しているということなのでしょうが、その一方でインサイド・アウトの要素は欠片もありません。

このように、両者の持っているイメージはまったく違うものでした。幹部は工場の「技術的な視点」にフォーカスしていたのに対して、現場社員は「自分たちの感情」にフォーカスしていたのです。

恥ずかしながら、この時点では私も高山さんと同じ視点で工場を見ていました。すなわち、「工場にはなんの問題もなく、正常に稼働している」と思っていたのです。

私は、カレットが高品質であり、お客様からもお褒めの言葉ばかりをいただいていたという「顧客の視点」に拠《よ》って工場を見ており、内部で発生している人的な問題、すな

わち、マネジメントがおろそかになっていることに気づいていなかったのです。

このときまで、私は工場という大きな船を、高山さんの指揮の元、現場社員全員で協力して動かしていると思っていました。しかし、実のところ、そこにチームワークはほとんどなく、船の動かし方を知っていたのは幹部二人だけだったのです。それ以外の現場社員は、工場で必要な技術をほとんど身につけていない、幹部の言うことを聞くだけのイエスマンになってしまっていました。

こうした状態では、インサイド・アウトで行動できる、能力の高い人から順に辞めていってしまうでしょう。あとに残るのは、自ら行動を起こせないアウトサイド・インの社員だけです。

やる気のあったKさんのような人がすぐに辞めてしまっていたのは、このような社員の二極化が原因だったのだと、私は気づきました。

第8章 内部改善の決意

勘違い

ウチの工場はいつからこうした体質になっていたのでしょうか?

少なくとも、私が入社したときからはずっとこうだったのでしょう。今となってはわかりませんが、ひょっとしたら先代である父が健在だったときからもそうだったのかもしれません。

これは私の想像ですが、おそらく父は、スーパーマンである高山さんに工場を任せつつ、時期をみて後任を育てていこうと思っていたのではないでしょうか。しかし、父の予期せぬ死により、会社の実権が経験の浅い私に引き継がれたことで、次世代を育てたり、会社の環境づくりをしたりといったマネジメントが放置されてしまったのでしょう。

とすれば、このとき工場が抱えていた問題は、元を辿れば経営者である私のせいだということになります。

それに気づいた私はひどく恥ずかしくなりました。現場社員の成長が止まってしまっている工場を棚に上げて、「そこそこうまく経営できるようになってきた」と調子に乗っていたわけです。顔から火が出る思いでした。

こうした状態で、万が一高山さんの身になにかがあった場合、我々は工場を維持するだけで手一杯になってしまいます。それは弊社にとって船底に大きな穴が空いてしまうも同然です。父が突然他界したときと同じように、そのフォローには途方もない時間と労力がかかってしまうでしょう。

もう一人の幹部である坂崎主任が、ある程度のスキルを持っていましたが、さすがに高山さんほどではありません。主任だけでは現状維持を続けることはできたとしても、技術力は落ちてしまうでしょう。

工場内で、このような状況が長年続いてしまっていることに、私はようやく気がついたのです。

もっと長期的な視点で工場を運営していかなければならない。今の状態に満足して、挑戦者であることをやめてはならない。

自分にそう言い聞かせた私は、大きな課題を得たと感じました。そして、工場が抱えていた不安を解消し、強固な体質にしていくことを決意し、行動を開始することにしたのです。

定例会議の提案

危機感を感じた私は、工場幹部にマネジメント的な考え方を伝えるべく、彼らと対話を重ね、考え方を確認し合う必要があると思いました。それまでも現場の詰め所で会議的な立ち話をすることはあったのですが、膝を突き合わせて話し合う習慣はありませんでした。そこで営業部の社員や工場幹部たち合同による定例会議を週に一度、継続して行うことを現場に提案してみたのです。

しかし、「日中は現場が忙しいし、終業後のメンテナンスは当日にならないとわからないので日程は決められない。今まで通り、必要なときに適宜開催するのではダメですか」と会議の定例化に反対されてしまいました。

定期的に会議をするという、たったそれだけのことでも工場幹部は抵抗感を持っているように感じました。

「問題点や改善点を話し合うことに時間を割くことで、より良い解決策が浮かぶこともあると思います。お時間はそれほどとらせませんし、効果がなければやめても構わないのでとりあえずやってみませんか？」

私はそのように会議をする趣旨を伝え、乗り気ではない幹部二人を説得し、トラブルが起こった時以外は毎週木曜日の終業後に定例会議をすることにしました。

マネジメントを強化し、強い工場をつくる

現在、弊社の定例会議は、現場のプロパー全員が参加することになっていますが、当時の会議の参加者は、私、営業部の社員2名、工場幹部2名の計5名でした。

それまでの会議の内容は主に、現場の状況報告や営業による入出荷状況の報告、工場の改善などでした。

このとき、私が会議の定例化によって期待していたのは、「工場の改善」についての議論がなされ、それが行動に結びつくことでした。

ここで私がイメージしていたのは「品質の改善」ではありません。主に工場の運営、

つまり「マネジメント的な改善」についてです。
真の目的は、強い工場をつくること、すなわち、「マネジメント体制を充実させ、長期的に成長できる組織」をつくることでした。（以下、本書において「工場のマネジメント的な改善」を意味するものについては「内部改善」と表記します）

皆さんは「マネジメント」という言葉についてどのようなイメージをお持ちでしょうか。この言葉ほど、多様に解釈できるビジネス用語は、なかなかないのではないでしょうか。

一般的には「管理」、次点で「経営」と解釈されていることが多いはずです。
しかし、経営者の方に「管理」の意味について尋ねても、明確な答えが返ってくることはほぼありません。マネジメントというのはそれほど奥行のある言葉だということでしょう。個人的には、管理という言葉に「強制的にやらせる」といったイメージを持ってしまうため、昨今、主流になってきた「一人ひとりの多様性を尊重」するといった組織論には合わないような気がします。

現時点において、私は、マネジメントという言葉を「人や組織にとって成すべきことを、実行できるように支援すること」という意味でとらえています。ここでいう支援とは、教育、適切な指導、相互理解、環境づくりなどといった、行動につながる種々のサポートが含まれます。またセルフマネジメントという言葉があるように「人」のなかには自分自身も含まれます（以下、本書において「マネジメント」という言葉は、「人や組織にとって成すべきことを、実行できるように支援すること」という意味で使用します）。

工場幹部との対話［その1］

工場幹部たちと定期的に話し合うことで、社内のマネジメントが進むかもしれないと期待していたのですが、なかなか思惑通りにはいきませんでした。

状況報告や品質の改善についてはスムーズなやりとりがなされる一方、それ以外の内部改善について、幹部の二人は非常に消極的でした。とくに、今までのやり方を変えることを徹底的に拒んでいました。

例えば、人手不足の問題について長期的な改善案を出したときはこのような感じです。

「人手不足の件を解消するために、教育できる仕組みをつくっていったらどうでしょう。体系的に人を育てていくことで、お二人の仕事を手伝ってもらいやすくなるんじゃないでしょうか？」私が会議の席でそう提案すると、高山さんはため息交じりで、「今は人が足りないから、みんな疲れきっています。新しいことを始める余裕はありません」と答えます。

「少しでも人手不足を補うために、手が空いてる社員にうまく仕事を振って、高山さんと主任の手を軽くすることはできないでしょうか？」と私が返します。

「いやいや、手が空いてる社員なんてどこにもいませんよ」と坂崎主任。

「ほかの社員に聞いたのですが、工場の外でフォークリフトに乗ってるAさんとBさんは、お客様が出入りしない時間になると、いつも二人で喋っているようです。30分以上立ち話をしていることもあるようなので、その時間だけでもなにか仕事を頼んでみてはどうでしょうか」

実のところ、私はそうした話を社員から聞いただけではなく、自分の目でも確認したのですが、幹部の二人がどのようにとらえているのかを確めるべく、あえてそう言ってみたのです。

「彼らはいつもサボってますからね。でも、彼らに頼める工場の仕事はなにもありませんよ」と主任。

「サボってるのであれば、注意した方がいいですね」私は高山さんを見て言いました。

「なに言ってるんですか。僕らは以前からずっと注意していますよ」と主任が主張します。

「でも、彼らの行動はいまだに変わってないですよね」と私。

「だったら自分で注意したらいいじゃないですか」主任は明らかにイライラしています。

そうした様子を周りで見ている営業部の社員がなだめます。


「はっきりさせておきたいのですが、そもそも人手が足らないのか、人材が育ってないのか、どちらの問題なのでしょう」私は質問を重ねました。

「両方ですね」と高山さん。

「では人を入れたとしても、人材を育てないとうまくいかないということですよね」

「その通りです」

「だったら、新しい人を募集しつつ、今いる人にもできることを教えて、工場の点検を手伝ってもらうとかはどうでしょう」

「それは厳しいと思います」

「どうしてですか」

「以前、彼らに教えたこともあったのですが、彼らはなにもモノにできませんでした。難しい作業が多いので、彼らには無理ですよ」高山さんは既に投げやりな様子です。

「覚えることがめちゃくちゃ多いんです。一朝一夕でできるようになるわけじゃありません」と主任。

「現場の人たちは具体的にはどんな作業が覚えられなかったんでしょう」

「……いろいろです」数秒の沈黙のあとに、主任が答えます。

「具体的にどうというわけではなく、彼らには積極性がないから自ら覚えようとしません。私たちも四六時中くっついて、手取り足取り教えている時間はないですから」と高山さんがフォローします。

「お気持ちはわかります。でも、その理屈で言えば、新しい人を入れても仕事を教える時間はとれないということになりませんか？」

「新人に教える場合はあらかじめ時間を確保して教えるので大丈夫です」

「ということは、今いる社員にも教える時間はあるのではないでしょうか？」

「……」

こうしたやりとりは、この件に限らず、何度も繰り返されました。

誰かが改善案を提案すると、工場幹部がそれを拒む。それについて私や営業部の社員が尋ねる。工場幹部がまた返す。

改善の話をしようと集まっているはずなのに、いつの間にか詰問と言い訳の応酬になってしまい、最終的には雰囲気が悪くなってしまうのです。なんだか事業仕分けをしている国会議員のような気分になってきます。雪隠《せっちん》詰めをするのは申し訳ないとは思うのですが、責任者である工場幹部二人が曖昧な回答をしているのを、放っておくわけにもいきません。

工場幹部にしてみれば、自分たちの仕事にケチをつけられていると思ったのでしょう。彼らは、内部の改善について話し合いをすることに明らかな拒否反応を示していました。

とくに当時40代半ばだった坂崎主任は、普段は温厚な方なのですが、彼の縄張りに踏み込むような改善案を出すと途端に機嫌が悪くなり、その場しのぎの主張をしてしまう癖がありました。

また、私自身も彼らにそうした態度をとられることで頭に血が上ってしまうことが、ままありました。なるべく平常心で対応するように努めてはいたものの、常に冷静で客観的な判断ができていたわけではなかったということはつけ加えておきます。

工場幹部がマネジメント的な改善に自ら着手するには、まだまだ道は険しそうでした。どうすれば工場幹部は、工場の改善に乗り気になってくれるんだろう。

頭を思い悩ませていたある日。私はちょっとした改善案を思いつきました。

第9章 内部改善の実践［その1●ルールの設定］

無法地帯の工場

その日、会議の席で私が提起した問題は、「社内ルールの整備」についてでした。非常に初歩的な内容で恐縮なのですが、弊社の内部改善はここから始まったと言っても過言ではないと思っています。

私は、入社してからずっと、社内（主に工場）で起きる数々の問題に直面してきました。といっても一つひとつが会社の存続に関わるような問題というわけではありません。社外の人にとってみれば、瑣末《さまつ》でくだらない問題です。言葉を選ばずに言えば、「低レベル」で、「しょーもない」問題であると言えるでしょう。しかし、こうしたトラブルの蓄積が社内の風紀を乱し、会社を蝕《むしば》んでいたのです。

会社という言葉を逆から読むと、「社会」です。会社は社会と同じように、さまざまな境遇の人たちが集まる場でもあるため、どうしても考え方に違いが生じるものです。その結果、意見が合わず、言い合いになったりすることはままあるものです。

しかし、私がそれまでに直面してきたトラブルは、私の価値観からすれば議論の必要さえないものばかりでした。

以下は、実際に私の元に報告があった問題です。

・男子トイレが空いているのにも関わらず、なぜか毎回女子トイレに入って用を足す男性アルバイト
・弊社の製品につばを吐き、それを注意したらブチ切れたアルバイト

・工場のラインを点検していたら、「俺が仕事している近くで作業するな！」とブチ切れたアルバイト
・男性社員にやたらボディタッチをして誘惑する女性アルバイト
・女子更衣室に堂々と出入りし、つきあっている女性とイチャつく男性社員
・業務中、いつも同じ女性アルバイトのところに行き、長時間話し込んでいる男性社員（のちに不倫が発覚し、二人とも退社）
・自分と仲の良い女性アルバイトのタイムカードを改ざんする男性社員
・15分に設定されている休憩を毎回30分とっている社員
・会社を長期間休み、連絡がとれなかったので、自宅に電話をかけたら、「毎日会社に行っているはずですが……」と言う家族の説明でサボりが発覚した男性社員（本人の説明により、パチンコに行っていたと判明）
・夜中に、同僚に毎晩いたずら電話をかけるパートさん（電話番号を調べて犯行が発覚）
・毎日数枚ずつ軍手を盗み、会社のロッカーに600組隠し持っていたパートさん

「ここは動物園ですか？」外部の方にそう尋ねられたら、おそらく私は、「はい、そうです」と答えていたことでしょう。

弊社の工場では、こうした社会人としての常識を疑わざるを得ない、社会性を欠いた身勝手な振る舞い、言わば「低レベルな問題」が頻繁に起こっており、私はそうした報告を受けることに辟易《へきえき》していました。こうした常識以前の問題を起こすような社員やアルバイトが多数いる状況で、内部の改善を期待するのは無理があることは自明です。まずは社員全員に、社会人としてどこに出ても恥ずかしくないような道徳観や倫理観を身につけてもらわなければ話にならないと思いました。

実のところ、私は上記のような問題が起きたとき、二人の工場幹部に、指導をして再発防止に努めるようにと指示を出していました。しかし、注意されたはずのアルバイトや社員たちの行動はほとんど変わりませんでした。

これらの問題を一掃するため、私が提案したのが社内ルールの作成です。

本来であれば、私はそのような細かいルールなどをつくりたくはありませんでした。人の行動を制限するようなネガティブなルールであればなおさらです。しかし、今までがそうだったように、なにか手を打たなければ、同じ問題が何度も起きるのは目に見えています。社員が安心して働ける職場がつくられていなければ、人手不足の問題が解消されるはずはありません。

そんな思いから、今まで起こった問題点を元に、具体的な禁止事項を箇条書きにしたリストを作成しようと幹部の二人に提案したのです。内部改善の第一歩としては非常にわかりやすく、誰にでも取り組めるものを選択したつもりでした。また、そのリストが完成すれば、会社はもちろん、幹部にとっても有意義なものなるはずだと私は確信していました。

しかし、私の思惑に反して二人はその案には賛成できないと言いました。理由を尋ねると、「どうせルールをつくっても言うことをきかない」「社内の居心地が悪くなる」「社員の反感を買う」「締めつけると、おそらく皆が辞めてしまう」とのことでした。

それについて詳しく尋ねると、

「そもそも、今までに何度注意したかわかりません。彼らが言うことをきくはずないですよ」と坂崎主任は言います。

「注意してもきかないからといって、それを放置していいわけではないでしょう。ルールをつくる。重大な問題行動にはペナルティを与える。それだけで職場環境が良くなるならルールをつくった方が良くないですか？」と私。

「そういうペナルティはみんなを委縮させるとは思いませんか？」

「たしかに、そうしたデメリットはあるかもしれません」

「ルールをつくることによって、これ以上雰囲気が悪くなるのは嫌なんです」

たしかに主任の言い分には一理あると思いました。ものの本によると、「細かいルールを設定することは、社員のモチベーションダウンにつながるからやめた方がいい」と考える向きもあるようです。私もそうした考えには賛同したいところです。

しかし、前述の通り、弊社で起きている問題は到底そんなレベルのものではありませんでした。

「法律を犯したり、公序良俗に反する問題が起きたりしているのに、それを咎《とが》めるルールがないことの方がよほどおかしいでしょう。軍手を６００組盗まないとモチベーションを保てないパートさんや、何度言っても女子トイレに入って用を足しているアルバイトさんの行動を咎めるのは当然だと思います。そうした社員が野放しになっている会社に、入りたい人がいると思いますか？　安心してそこで働くことができますか？」

私は彼にそう言い返しましたが、坂崎主任はまだ不服そうでした。

私は、工場幹部や他部署の社員と相談して、明らかな不法行為と、今までに社内で起きた問題を防ぐという観点から、会社が定める禁止事項リストを作成していきました。普通では設定しないような、「こんなルール、あえて言うまでもないだろう」と思われるような瑣末なレベルのものについても、文字に書き起こし、「やってはいけない行動」を記したリストを作成していきました。

セクハラやストーカー行為、飲酒運転や暴力行為、社員同士の恫喝や暴言など、法律で規定されていることはもちろんのこととして、異性のトイレに入らないこと、異性の更衣室に入らないことなども記しました。ほかにも、宗教やMLM（マルチ商法）への勧誘、贈答品・お土産の禁止、社内不倫の禁止などについても盛り込み、禁止事項のランクに応じて、戒告や減給などの処分なども明示しました。

そうして作成したリストを社内に掲示すると同時に、私はその内容と「どうしてそれがダメなのか」という理由を説明する、社内セミナーを実施しました。

例えば、贈答品やお土産が禁止である理由についてはこのような説明を行いました。

「誰かが旅行先で菓子折りを買ってきて、昼休みに、『さあ、どうぞ！』と全員に配ると、それをもらった社員は、自分が旅行に行ったとき、菓子折りを買わなきゃいけない気分になってしまいます。

人はモノをもらうと、それが欲しくないものであっても、「なにかお返ししなくちゃ……」と思い込む習性がある生き物です。何度かお土産を交換し合うことで、いつしか『旅行に行ったら、会社の人にお土産を買わなければならない』という社内文化が形成されてしまうのです。

一旦そうした文化が形成されると、社内の全員が、どこか遠出をするたびにお土産のことを考えなくてはならなくなります。必要以上にお金と時間を使うことになり、皆が望まないやりとりが繰り返されてしまいます。お土産を買いたくないと思っている人は、会社で『休日○○に行った』といった話さえしなくなるでしょう。

そうした不毛な状況を避けるため、お土産を買ってくるのは禁止にしてあるのです。また、贈答品や金銭の貸し借りも同じです。同僚同士で上下関係や派閥ができたり、トラブルを招いたりするので禁止とさせていただきます。

それをドライととらえるか、公私混同をせずにきっちりしているととらえるかは賛否があるとは思います。会社としては望まれぬ同調圧力が生まれるのを防ぐために、こうしたルールを設定したのです」

私は、リストに書かれた一つひとつのルールについてこのような説明を行っていきました。

「多少の効果はあるかもしれない。しかし、このくらいで今までの問題行動がなくなることはないだろう」

そう見込んでいたのですが、驚いたことに、このリストの効果は絶大でした。

社内セミナー後にこの禁止リストを実施してからというもの、ルールを破る人はいなくなり、この種の問題に頭を悩まされることはほとんどなくなりました。また、ルールが不服で辞めていく社員もおらず、皆が委縮する様子も見受けられませんでした。

むしろ、「同僚の不快な行動がずっと嫌だったけど、言えなかった」「ルールを明記してもらって助かった」という声があったくらいでした。

ちなみに、このルールで定めたペナルティを社員に課したことは、これまで一度もありません。

第10章　内部改善の実践［その2●社内セミナーの実施］

社内セミナーの開催

会議を重ねて気づいたことは、高山さんと坂崎主任の内部改善に対する抵抗が、私の予想を上回るものだったことです。こうした状態で内部改善を続けたところでうまくいくはずがないのは明らかでした。

ここでフォローをしておきますが、彼らは技術者としては非常に優秀でした。以前にも述べたように、とくに高山さんは偉大でした。彼らは工場のライン改善や、カレットの品質向上の分野については、決して妥協することなくインサイド・アウトの精神で、自ら率先して取り組んでくれるのです。そうした意味で、会社としても彼らを大きく評価していました。

「忙しくて時間がない」というのが彼らの口癖でしたが、その言葉に偽りはなく、彼らは手を抜かずに懸命に仕事をしてくれていました。

彼らのプレイヤーとしての仕事ぶりについて、文句のつけどころはありませんでしたが、ことマネジメントにおいては、完全にアウトサイド・インの姿勢だったのです。

しかし、工場のマネジメントを無視するわけにいかなくなってきていたのは明らかでした。今までは彼ら二人で危なげなく工場を回すことができていましたが、既に高山さんには定年が迫っており、その技術は坂崎主任以外にはまったく引き継がれていなかったからです。

どんなに偉大な選手であったとしても、人は必ず年をとります。同じプレイヤーが、同じポジションに永遠に留まり続けることはできないのです。

私は幹部の二人に職人から脱してもらい、ほかの選手を育てるコーチ、すなわちマネジャー（プレイングマネジャー）になって欲しいと思っていました。彼らが自ら、持っている技術を伝え、工場のスタッフを育て、未来を見据えた成長を促すよう努めれば、彼らと社員との距離も縮まり、必然的に、社員に慕われる人材になるに違いない。そう思っていました。

その実現に必要なのは、やはり幹部自身がマネジメントの必要性を感じて、主体的に改善に取り組んでいくという、インサイド・アウトの姿勢だと思いました。自らがやることを決めて、行動し、それを継続する。そうした姿勢が成長につながり、変化を生むのです。

しかし、積極性を欠いたアウトサイド・インの状態では、建設的な改善案はほとんど出てきません。前章のインサイド・アウトのところでお伝えした通り、形から入るという手段もあるのですが、幹部の二人に限っては、できれば自らスイッチが入る状態になって欲しいと願っていました。責任者である彼ら自身が、積極的に内部改善に臨んでいなければ他の社員を巻き込むことはできないからです。

どうすれば彼らがマネジメントに興味を持ち、取り組んでくれるようになるだろう？

いろいろ考えた挙句《あげく》、私は彼らのインサイド・アウトのスイッチを入れるきっかけをつくるために社内セミナーを実施することにしました。

それまでの私の知見を、彼らにわかりやすく伝えることによって、彼らの考え方を良い方向に変えられないかと思ったのです。とは言うものの、素人の私に深みのある、体系化されたセミナーをつくることは困難だと思いました。

そこで私は、シンプルに「自分の人生を大きく変えた原則」を集め、それを彼らに伝えることにしました。それらは私が過去に読んできた本や、勉強してきたセミナーなどのなかから、もっとも効果が高かったものをピックアップしたものです。

人間は誰もが充実して生きたいと思う生き物です。また、成長したいという意欲がある生き物でもあります。私は、誰もが持つ成長欲求に働きかけることで、彼ら自身がインサイド・アウト思考を身につける一助になれないかと考えました。

これらのセミナーをつくったとき、私が真に願っていたのは社員の成長です。

もし、仕事で社員をコントロールするために、こちらの都合の良い知識を教えようとしても、それは社員の求めていることには結びつかず、結局アウトサイド・インのみが加速してしまうだけでしょう。そんなことをしても社員には見透かされてしまうでしょうし、そもそも、私はそんなことを求めてはいません。

そのとき、私のなかにあったのは、「目の前の人たちの人生を良くするために、自分が知っていることを伝えたい」という思いだけでした。

現在弊社では、当時のセミナーからジャンルを広げ、「改善」「5S」「現場のスキルアップ」「人間関係力アップ」「文章作成」「計算力アップ」「リーダーシップ」「マネジメント」「共通言語構築」などなど、仕事だけでなく、人生においても役に立ちそうなセミナーを手づくりして、社員の皆さんにお伝えしています。こうしたセミナーは、このとき工場幹部に向けてつくり始めたものが元になっています。

ここからは、私がセミナー用に用意している100以上のトピックのなかから、当時、幹部や社員にとくに力を入れてお伝えしていた、私の人生の指針となっている、「成長」「成功」「優先順位」についての原則を3点、ご紹介させていただきたいと思います。

社内セミナー【原則その1●安心領域から脱出する】

まず1点目にお伝えしたいのは「安心領域」という、成長についての原則です。

安心領域は「コンフォートゾーン」とも呼ばれ、文字通り、人がそこに留まっていることで安心でき、居心地が良いと感じる心理領域のことを指します。

いきなり結論を申し上げてしまいますが、人や組織が成長をするためにもっとも必要な原則は、この「安心領域」から外に出るということなのです。

例えば、外食をすることになって、いつもとは違うものが食べたいと思っているにも関わらず、失敗したくないからいつもと同じ店を選んでしまう。車を運転しているとき、いつも必ず同じ道を通る。気になる女性の連絡先を知りたいのに、いつも訊けない。

そうした行動パターンを繰り返している人は安心領域にいると言えるでしょう。

何年も自宅に引きこもっているニートの方は、安心領域に留まっている人間の最たる例だと言えます。

安心領域に留まろうとする人は、新しいことにチャレンジする努力よりも、現状の居心地の良さを選ぶという傾向を持っています。しかし、居心地の良いところにしがみついて停滞することは、自らの成長を止めることでもあり、長期的にはもっともリスクの高い選択であると言えます。

ニートの例のように、その停滞が長くなればなるほど、その領域から脱出することが困難になっていくということは想像に難くないでしょう。

こうした状況を打破するためには、安心領域の外に出るべく、今までやっていなかったことにチャレンジするという手法が有効です。しかし、ただ領域の外に出れば良いというわけではありません。やり方を間違えてしまうと、まったく成長につながらないこともあります。

そこには、安心領域の外にある二つの心理領域が関係しています。それが、「背伸び領域」と「混乱領域」です。


例えば、バッティングを練習している小学生がいるとして、時速80㎞くらいのボールに当たったり、当たらなかったりする実力だとします。その子のバッティング技術を向上させるためにバッティングマシンで150㎞／時のボールを投げ続けたらどうなるでしょうか？　おそらくバットはボールにかすりもしないでしょう。

鬼コーチに、「これを打てなきゃお前はプロになれない」なんて言われた日には、私だったら3球目くらいでパニックになり、野球が嫌いになってしまうと思います。こうした、本人の度量を大きく超えたチャレンジをさせても、その子の成長にはつながりにくいでしょう。

このように、本人にとって過度な負荷がかかる心理領域を「混乱領域（パニックゾーン）」と言います。混乱領域にいる人は、ほとんど成長できない状態にあるのです。

では、成長できない混乱領域を避け、効率良く成長するためにはどうすれば良いのでしょうか？

それは混乱領域の手前にある、「背伸び領域」に自分の居場所をつくることで実現できます。背伸び領域は「ストレッチゾーン」とも言われ、安心領域に比べて居心地が少しだけ悪い心理領域のことです。適度な負荷がかかった、安心領域と混乱領域の間の状態であるとも言えるでしょう。

背伸び領域に入るというのは、先のバッティングの例で言えば、80㎞／時のボールよりも少しだけレベルアップした90㎞／時のボールに挑戦してみるということです。そうした練習が安心領域を広げるためのもっとも有効な行動であると言えます。

ちなみに、それを続けて90㎞／時のボールを安定して打てるようになった場合、その小学生の安心領域は90㎞／時まで広がっていると言えます。そうしたとき、この小学生は成長していると言えるでしょう。新たに100㎞／時のボールに挑戦することで、さらなる成長に臨むこともできるのです。

つまり、成長とは、既存の安心領域を広げて、もともと背伸び領域や混乱領域だったところを塗りつぶしていくことなのです。

このように、効率良く成長したければ、少しずつでも良いので、自分の心理領域を広げようとすることが非常に有効です。新しいことができるようになったら、さらにその一歩外に出る。それが難しければ半歩でも外に出る。一足飛びに10歩以上先のチャレンジをしたり、その場に留まろうとしたりするのはやめた方が良いでしょう。

地道な方法ではありますが、結局のところ、着実な一歩を積み重ねることが成長への最短距離なのです。

社内セミナー［原則その2●長期的な視野を持つ］

2点目にお伝えしたいのは成功についての原則で、「長期的視野を持つ」という考え方です。先ほどの「安心領域」の話は、目の前の成長のための原則ですが、こちらは、我々が遠い未来の成功を手に入れるために知っておくべき原則であると言えるでしょう。

この章でお伝えしている三つの原則は、いずれも甲乙つけ難い、価値ある考え方であると自負していますが、そのなかからもっとも大切にしているものを選ぶとすれば、この原則です。

端的に結論を申し上げると、この原則は、現在の行動や思考が「長期的であればあるほど成功する」というものです。逆に言うと、「短期的であればあるほど失敗する」ということでもあります。

ハーバード大学で行われた、ある興味深い調査があります。それは同大学の卒業生を対象として、成功している人と、そうでない人の違いについて60年の長期にわたって行った追跡調査です。その調査では成功の要因を見つけるため、対象者全員の学歴、性別、出身地、職業、宗教、食べ物の好み、考え方など、あらゆる要素や傾向を調べ上げ、比較、分析を行いました。その結果、成功者と、非成功者を分かつ決定的な要因が一つだけ見つかったのです。

その要因は、「物事を視野に入れる期間の長さ」でした。

長い期間を視野に入れて行動している人と、短い期間を視野に入れて行動している人では前者の傾向が強い人、すなわちより長い期間を視野に入れて行動している人の方が、成功し、より高い幸福感を得られているというのです。

これは、今日一日を乗り切ることを考えて生活している人と、10年先、20年先のことを考えて日々の行動につなげている人では、後者の方が圧倒的に成功する可能性が高いということを意味しています。

世の中には、「今、この瞬間だけ気分が良ければいい」という人もいれば、「100年後、自分が死んだあとに世の中が良くなっていて欲しい」という人もいます。マザー・テレサやガンジー、キング牧師やネルソン・マンデラなどは自分の命が尽きたあとのことまで視野に入れて、世界をより良くするために活動していたはずです。こういう考えの人は、そうでない人に比べて、大きく成功できる可能性が高いということです。

逆に、もっとも短期的な視野とは、今この瞬間のことしか考えていないような行動をすること、すなわち目の前で起きていることに脊髄反射で感情的に対処してしまうことです。

腹が立ったから怒る、タバコを吸わないと落ち着かないからタバコを吸うなどの、ほぼメリットのない瞬間的な快楽は、短期的思考がもたらす、典型的な失敗パターンであると言えるでしょう。

普段、皆さんが仕事に臨むとき、視野に入れている期間はどのくらいでしょうか。

優秀な経営者の方であれば10年～20年後を見据えた行動をされているかもしれません。「1年先まではなにをするか考えている」という方もいらっしゃれば、「資金繰りが厳しくて1か月先のことを考えるのが精一杯」という方もいらっしゃるかと思います。

サラリーマンの方でもっとも多いのは、1週間、1か月を原単位として生きている方ではないでしょうか。「趣味に没頭できる週末のために生きている」「25日の給料日のために生きている」という方は、そこかしこにいらっしゃるかと思います。

無論、どんな考え方をするのも個人の自由ですが、自分がなにかを成し遂げたいと願うのであれば、目標やビジョンの設定期間を長くした方が良いでしょう。

この原則はシンプルに、「長期的視野は成功パターン」「短期的視野は失敗パターン」と覚えておくことをオススメします。

余談ですが、私もできるだけ長期的な視野を持つように心がけているつもりです。しかし、感情的になって視野が短期的になってしまうことも、ままあります。このあたりは一生をかけて修行していくことになりそうです。

社内セミナー［原則その3●優先順位を決める］

3点目にお伝えしたいのは「優先順位マトリクス」という優先順位の原則についてです。

成長・成功の原則に続いて、最後は物事に優先順位をつけ、判断力を磨くための考え方です。この原則は、安心領域と、長期的視点の二つに通ずるところがあり、それらを実践している方がこの原則を用いれば、成長・成功がさらに加速するはずです。

ちなみに下記において、弊社の業務をタスク例として挙げていますが、万能な考え方なので実生活のタスクに置き換えても使えると思います。

この考え方は、前提の『7つの習慣』でも紹介されており、すべてのタスクを「重要度」と「緊急度（優先順位）」の二つの軸に沿って分類するというものです。

重要度の基準は、そのタスクが必要か、そうでないか。緊急度の基準は、そのタスクにすぐに着手する必要があるか、そうでないかということになります。

これらの軸に沿って分類すると、すべてのタスクは以下の4種類のいずれかに該当することになります。

◆優先順位マトリクス

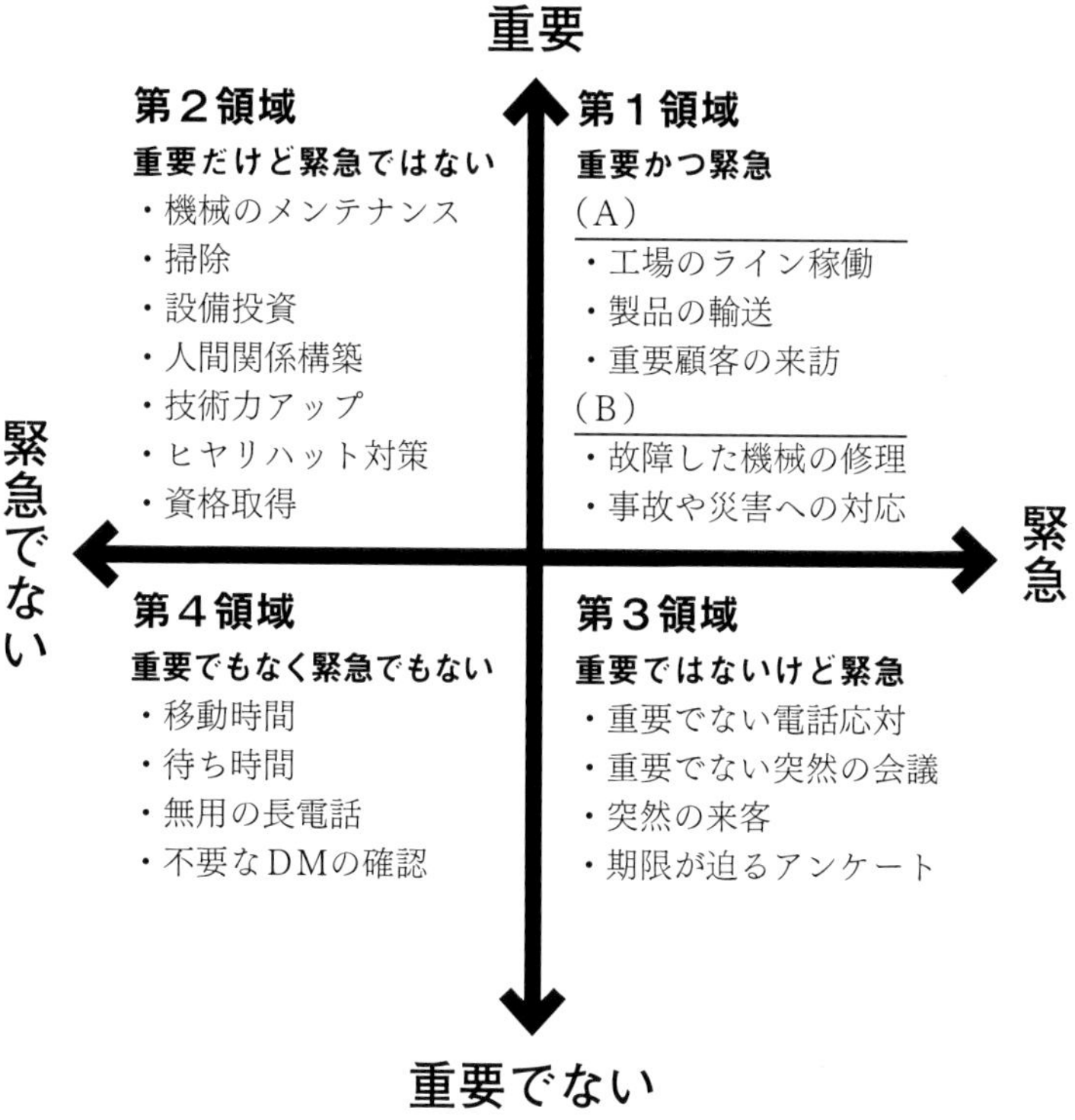

※（A）は、「必ず発生するタスク」
※（B）は、第２領域に取り組むことで「発生を防げるタスク」

・第1領域　重要かつ緊急
・第2領域　重要だけど緊急ではない
・第3領域　重要ではないけど緊急
・第4領域　重要でもなく緊急でもない

今、皆さんが組織に所属してさまざまな仕事をこなしているとして、この4つのなかでもっとも重要なのは、1~4領域のどれに該当するタスクでしょう？

そう聞かれるとたいていの方が、「そりゃ、第1領域の『重要かつ緊急』の仕事でしょう」と答えます。たしかに、もっとも優先して捌《さば》かなければならないのは第1領域のタスクであることは間違いありません。

しかし、ここで注意していただきたいのは、平常時にもっとも力を注ぐべき重要なタスクは、必ずしも第1領域のタスクではないということです。

では、どの活動に力を注ぐべきなのか？

ここでは、実例として弊社工場における業務をこの4種類のマトリクスに配置して考えてみましょう。

第1領域　重要かつ緊急

・工場のライン稼働
・出入りするトラックの計量業務
・お客様への製品の輸送
・突然の重要顧客の来訪
・故障した重要な機械の修理
・突然の退職による技術者の補填
・事故や災害への対応

第2領域　重要だけど緊急ではない

・機械のメンテナンス
・掃除
・設備投資
・人間関係構築
・技術力アップ

・ヒヤリハット対策
・資格取得

第3領域　重要ではないけど緊急

・重要でない電話応対
・重要でない突然の会議
・突然の来客
・回答期限が迫っているどうでもいいアンケート

第4領域　重要でもなく緊急でもない

・移動時間
・待ち時間
・無用の長電話
・不要なＤＭの確認

言うまでもなく、第4領域は論外です。もし会社でこのような作業が多ければ、それを減らす努力は必須です。逆に考えれば、第4領域の業務を排除するだけで生産効率は向上します。

第3領域についてもほぼ同様です。たとえ緊急だったとしても、重要ではないことに力を割く必要はないため、極力時間をかけずにタスクを捌くことができないか考えてみると良いでしょう。

とくに経営者や役職者などの要職についている方で3、4の領域に時間を割いてしまっている方は、人に任せてみたり、思い切ってその対応自体をやめてみたりすることも有効です。

残すは第1、2領域ですが、先ほどもっとも重要なのは第1領域ではないとお伝えしているので、平常時にもっとも力を注ぐべきタスクは、残る第2領域であるということになります。

なぜ第2領域が重要なのか？　その理由は「第2領域のタスクを放置することで、第1領域のタスクが新たに生まれてしまうから」ということに尽きます。

話をややこしくして申し訳ないのですが、第1領域の作業は、さらに以下の二つに分類することができます。

A　必ず発生するタスク
B　発生を防げるタスク

先ほどの第1領域のタスクを、これに沿って分類してみましょう。

第1領域　重要かつ緊急
A　工場のライン稼働
A　出入りするトラックの計量業務
A　お客様への製品の輸送
A　突然の重要顧客の来訪
B　故障した重要な機械の修理
B　突然の退職による技術者の補填
B　事故や災害への対応

弊社の業務で言えば、必ず発生するAのタスクは、「工場のライン稼働」「出入りするトラックの計量業務」「お客様への製品の輸送」「突然の重要顧客の来訪」などです。工場でカレットを製造し、販売することで売り上げを立てている我々にとって、工場のライン稼働は絶対になくすことはできません。それに伴う、入出荷にまつわる業務も同様です。

しかしその一方で、Bのようなタスク、すなわち「故障した重要な機械の修理」や「事故や災害への対応」などについては、日々のメンテナンスや設備の点検、死角にミラーを設置するなどのヒヤリハット対策、避難訓練など、第2領域のタスクに取り組むことで、かなり予防することができるはずです。「突然の退職による技術者の補填」なども、マネジメントや、後述する多能工などの事前の取り組みで、ある程度対策することができるでしょう。

ひょっとしたら、「トラックの計量業務」などのタスクも、設備投資によってなくしたり、減らしたりすることができるかもしれません。

このように第1領域のタスクには必ず発生するものと、発生を防ぐことができるものがあり、後者については、第2領域の「重要だけど緊急ではない」タスクに取り組むことによって減らすことができるのです。

もし、我々が第2領域のタスクを放置してしまったとしたらどうなるでしょうか。すなわち、設備のメンテナンスをサボり、掃除をせず、設備投資もせず、人間関係には目を向けることもなく、危険な個所を放置したままであることを許容した状態を認めてしまった場合です。

容易に推測できるのは、機械が壊れやすくなり、備品はどこに置いてあるかわからなくなって探す時間が増え、技術力は停滞し、人間関係は悪くなり、人がしょっちゅうケガをするといった状態でしょう。

こうなったとき、社員は目の前で起きるトラブルに、てんやわんやで対応し続けなければならなくなっているでしょう。つまり、第2領域を放置することで、本来未然に防げたはずの諸問題が、すべて第1領域に移行してしまうのです。これは、たとえるなら船底に穴が空いているのにバケツで水をすくい出しているようなものです。このようなその場しのぎのやり方で問題に対処していたら航海はとてもままならないでしょう。

これは会社として、非常に良くない状態です。大切なのは、船の底に穴が空かないように予防措置をとっておくこと。すなわち、問題が起きる前に問題の芽をつぶしておくということです。こうした状況に陥らないために、我々は先のことを見据えて、それぞれのタスクに優先順位づけをする必要があるのです。

本節においてもっとも重要なのは、第2領域のタスクに取り組むことで、第1領域の「緊急かつ重要」な作業を減らすことができるということ。逆に、第2領域のタスクを放置することで、第1領域の作業は増えてしまうということです。

組織にとって飛躍につながるような、長期的でポジティブな改善は、第2領域の活動に優先的に取り組むことで実現できるのです。

社内セミナー後の工場幹部

このように、自分が学んできて有益だと思った考え方を、私は工場幹部に積極的に伝えました。

それによって社内改善に対する幹部の考え方がインサイド・アウトになったかと問わ

れれば……多少変わったような気はするものの、劇的な変化があったというわけではありませんでした。

私には力及びませんでした。しかし、言い訳がましいようですが、彼らがそう簡単に変わらないであろうことは、私の想像の範疇《はんちゅう》でした。結局のところ、他者にどんな働きかけをしたところで、変わるか変わらないかは本人の気持ちひとつなのです。

「馬を水辺に連れて行くことができても、水を飲ませることはできない」ということわざがあります。これは、本人にその気がないのに周囲の人がいくら気をもんだりしても無駄であることを意味しています。

アウトサイド・インの手法で社員を水辺まで連れていったとしても、水を飲むかどうか、すなわちインサイド・アウトの思考で水を飲むかどうかはどこまでいっても本人の決意次第です。

突き放したような言い方に聞こえてしまうかもしれませんが、彼らが自らの内面を変え、改善しようとするかどうかは、最終的には彼ら自身の課題であり、私の課題とはべつです。もし、私が彼らに対してできることがあるとすれば、それは彼らの考え方を変えるため、あるいは人生を良くするために、水辺まで連れていくことだけなのです。

社内セミナーでは、彼らをインサイド・アウトに変えることはできませんでしたが、私の考え方を内部の改善に取り入れてもらいたいという思いを伝えることはできたと思っています。

人の心はどこでスイッチが入るかわからないものです。今はまだ、彼らが変化していなくても、どこかのタイミングで彼らの心がインサイド・アウトに変化していくことを、私は願っていました。

第11章　内部改善の実践［その3●多能工］

多能工とは？

内部改善に取り組んでいた私は、「『長期的に成長できる、安定的な組織』を実現するためにはどうすれば良いのか？」ということに思いを巡らせていました。外部のセミナーに参加して、いろんな人から話を聞いたり、本を読み漁ったり、さまざまな改善案を検討するなかで、私は二つの作戦を内部改善の柱として、実行していくことに決めました。

そのうちの一つが、「多能工」です。大手自動車メーカーであるトヨタ自動車の考え方です。

「多能工」は「マルチタスク」とも呼ばれ、複数の技術を持った作業者のことです。「多能工化」と言うのは、マルチタスクの作業者を増やすこと。すなわち、汎用性の高い作業者を増やし、組織の全員が満遍なく作業ができる状態を目指す考え方です。

多能工に対して、一つの専門スキルのみで業務を行う人のことを「単能工」と言います。

例えば、一日中ショベルに乗り続け、それ以外の仕事はまったくできない（やらない）という人は単能工ということになります。

多能工化のメリット・デメリット

多能工化を図ることによって得られるメリットには、以下のようなものが挙げられます。

①業務の負担が均等になる

最大のメリットが、社員の負担が均等になるということでしょう。

例えば、一人の優秀な社員が毎日残業をしなければならないほど忙しいのに、それ以外の社員は日中から暇を持て余しているという（かつての弊社のような）偏った状態をなくすことができます。

能力が均等になれば、誰でも他者の作業の穴埋めをすることができ、一人のヒーローに依存する体質から脱却することができます。弊社で言えば、工場のラインがトラブルで止まったとき、複数の人間がそれを復旧できる状態を整えることで、リスクが大幅に減るのは明らかです。さまざまな仕事に関わるようになることで、当事者意識を持つ人も増えるでしょう。

また、社員の突然の欠勤にも対応しやすくなります。有給休暇の取得率も上がり、社員の充実度もアップするでしょう。

②チームワークが向上する

社員一人ひとりが、同じ作業をすることができれば、イレギュラーなことが起こっても一人のヒーローに依存することなく、互いの業務をフォローし合うことができます。

互いの業務が把握できることによって、かかる時間や労力が想像でき、相手の置かれた立場を理解することができるようになりますし、TPOに応じて、仲間の作業を手伝うべきか、自分の作業に注力すべきかを判断することもできるようになります。

また、仲間同士でわからないことを教え合うこともできます。人に教えることは知識のアウトプットになり、自分の理解度がさらに高まるという好循環も生みます。

また、問題に対する解決策がわからなくても、そうした関係が築けていれば、相談しやすくなっているはずですから解決できる可能性も高まるでしょう。

③組織が安定化することで、経営者の不安が減る

もし、あなたが自営業者でなく、経営者であればずっと特定の現場に入っているわけにはいかないはずです。

たとえプレイングマネジャーであっても、重要顧客の急な来客や、遠方への出張などで、誰かに作業を委任しなければならないタイミングは必ずやってきます。多能工化は

そのための準備でもあるのです。

キャリアを重ねた人が不慮の事故で亡くなってしまったらどうしよう、技術を抱えた人の機嫌を損ねて辞められてしまったらどうしよう、といった不安はどこまでいっても完全になくなることはありません。しかし、多能工を実現することで、そうした不安をかなり減らすことができます。

頭の片隅にそうした不安が常駐していると、経営者にしかできない活動に支障をきたしてしまいます。こうした不安を減らすことができれば、本来経営者として取り組むべき活動に注力できる時間が増えるのです。

④マニュアル化が進む

いろいろな人にいろいろな作業を覚えていただく必要があるため、マニュアルをつくる必然性が生まれます。のちほど詳しく解説しますが、マニュアルがあることによって教育に伴う時間と労力を減らすことができ、作業工程の改善を図ることができるようになります。

また、「スキルマップ」によるスキル管理を行うことで、社員の能力が俯瞰《ふかん》しやすくなり個々の評価もしやすくなります。

一方、デメリットとしては、以下のようなものが挙げられるでしょう。

①初動が大変

弊社でもそうなのですが、同じ仕事を繰り返し続けている社員は、新しいことを始めるのを嫌がる傾向があります。安心領域の外に出ることを嫌い、「覚えることが増える＝自分の負担が増えるだけ」と考える社員が必ずいるからです。こうした社員に多能工を無理強《じ》いすると、やる気を失ったり、場合によっては会社を辞めてしまったりする可能性があります。

②時間がかかる

多数の業務を同時に教えることで能力の平均値は上がりますが、その分、主業務の習熟速度が落ちます。特定の分野のエキスパートが育ちにくいということです。

その対策として、新しく入ってきた社員はとりあえず主業務に注力させ、ある程度戦力になることができた時点で、空き時間にほかの仕事を経験させていく方法が考えられます。効率良く能力を上げていくためにはマネジャーのスキルが求められるでしょう。

③お金がかかる

余剰な人員・時間が必要なので、最少人数で回すよりもコストがかかります。

大きな組織であればスケールメリットを生かすことで、その負担を軽減することが可能ですが、毎月カツカツの収支で、短期的な利益を求めなければ存続が危ういような小規模の会社では、多能工化に取り組むことは大きな困難が伴います。

多能工化は、優先順位マトリクスで言えば、第2領域である「重要だけど緊急ではないこと」のタスクに該当します。会社がカツカツで、第1領域である「重要かつ緊急」の「必ず発生するタスク」を処理することにすべての時間とエネルギーを注いでしまっている場合、第2領域に手を伸ばすことはできません。こうした状態が続いている組織は、非常にまずい状態であると言えます。

その場合は、売り上げ・利益を増やしたり、余力のある経営ができるよう作業量を見直したり、抜本的な対策を施すことが先決です。

状況にもよりますが、もし私が、「利益が上がっているけれど、人数ギリギリで回している」という状況に直面した場合、利益を減らしてでも、人を増やして多能工化を目指すといった作戦をとる可能性が高いと思います。余力があるときに第2領域の活動に注力しておかないと、やがては、第1領域以外のタスクをこなすだけの会社になってしまい、長期的な存続が危うくなってしまうからです。

多能工化で組織の平均点を上げる

上記のようなメリット・デメリットを勘案して、私は、多能工化こそが弊社の現場の問題点を一挙に解決する方法だと思いました。また、それが実現できれば、理想のチームづくりも可能であると思いました。

お伝えしてきたように、弊社は多能工である高山さんと、それを補佐する坂崎主任、それ以外の多数の単能工で現場を回していました。

サッカーでたとえるなら、世界最高の選手と目されるクリスティアーノ・ロナウドがいて、Jリーガークラスの主任が一人。それ以外が全員普通の高校生。そんなチームを想像してみてください。

皆が突出して優れた一人のスーパースターにボールを渡す。彼はそのボールをどこにもパスすることなくドリブルで突破してシュートを放つ。弊社は長年そうした状態だったのです。

これを聞いて、「そういうスタイルだって構わないじゃないか」と思われる方もいらっしゃるかもしれません。しかし、そうした組織は私の理想ではありません。なぜならこのチームはロナウドがなんらかの理由で戦線離脱した時点で、途端に勝てないチームに成り下がってしまうからです。

現段階においてもまだまだ実現できているとは言えませんが、私の理想は、社員全員が成長を続け、能力を発揮し、全員で協力して、ボールを一歩でもゴールに近づけていけるようなチームです。

仮に、技術力が100点のロナウド級社員が一人いて、残りの9人が50点の組織があったとします。その組織の合計点は100＋（50×9）＝550点にしかなりません。

一方、全員の能力をそこから少しだけ引き上げた60点の組織では60×10＝600点になります。

例えば、組織をつくった当初、あるいは大きく飛躍させるという観点であれば、90点以上の優秀な社員がいた方が良いでしょう。なぜなら組織の次元を上昇させたり、破壊的イノベーションを起こしたりするためには、新しいアイデアや、組織全体を牽引する

エネルギーが必要だからです

しかし、ある程度できあがった組織であれば、積極的に破壊的イノベーションを狙いにいかなくても、確立された仕事を続けるなかで、適宜改善を進めていけば組織のクオリティを保つことはできるでしょう。多能工化とはこうしたイメージの組織をつくることです。

とは言うものの、企業として現状維持を続けていれば良いというわけではありません。全員の平均値が高く、かつ破壊的イノベーションも狙える、飛躍の可能性を持った組織であることが望ましいでしょう。

どんな組織をつくりたいかによっても変わってくるとは思いますが、私の理想は、90点以上のリーダー格社員が2名以上いて、ほかはすべての社員が80点くらいの技術力を持っている状態です。このくらいのレベルのチームが実現できれば、長期的に安定&成長し続けることができると考えています。

このとき弊社では、高山さんが100点近く、坂崎主任が75点くらいのスキルを持っていました。そのほかの現場社員の技術は10点くらいといった状態でした。

私は、高山さんが在籍しているうちに、その技術をほかの社員たちに引き継ぎ、10点の社員たちを、最低でも全員60点以上に、できることなら80点くらいまで引き上げたいと考えていました。そうした状態にして、次のステップで次世代のロナウドを育てていきたいと思ったのです。

工場幹部との対話［その2］

私は社員の多能工化を実現するため、こうした考えを会議で皆に投げかけ、メリット・デメリットも含めて伝えていきました。

今まで、工場幹部に改善の提案をするとき、彼らから同意を得るのに苦戦したということをお伝えしましたが、今回はさすがに賛同してくれるだろうと思っていました。これまで工場幹部たちには社内セミナーで安心領域や長期的視野、優先順位マトリクスについて伝えており、多能工化はこれらすべてに通ずる考え方でもあったからです。

「たしかに最初は大変かもしれません。でも、これが実現できたら、絶対に今よりも負担が減るはずです。ほかの人たちがお二人の仕事をできるようになれば、お二人が今まで悩んでいた問題の大半が解決できるようになっていくと思います」私は、多能工化が現状を打破する一手になることを強調しました。

私は、工場幹部の二人が、自分たちにしかできない仕事を抱えていたせいで、常に忙しく、有給休暇をほとんど消化できていないことを知っていました。多能工化を実現できれば、会社が安定するだけでなく、彼らの休みも増やすことができます。休みの日も文句を言わずに出勤してくれていた彼らの負担を少しでも和らげてあげたい。そんなふうに思っていました。

私は今回の多能工化の提案で、高山さんに喜んでもらえると本気で思っていたのです。しかし、彼らの反応は、私が予想していたものとは真逆のものでした。


私がひと通り説明したあと、坂崎主任は言いました。

「そんなことをしたら、僕たちの仕事はなくなってしまいますよね」

「えっ」思わず声が出てしまいました。私は二の句を継ぐことができませんでした。同席している他部署の社員にとっても予想外の回答だったのか、皆、目を丸くしています。

主任の隣に座る高山さんに目をやると、黙って俯《うつむ》いたままでした。その反応が、坂崎主任への無言の同意を示していることは理解できました。

「お二人にとっても、これが実現できたら楽になると思いませんか？」私が尋ねるとしばらく沈黙がありました。

どんな答えが返ってくるのか、不安でもあり、興味深くもありました。

「……たしかに楽にはなるかもしれません。でも、もし僕たちの仕事を誰でもできるようになれば、僕たちはここにいる意味があるんでしょうか？」主任が眉間《みけん》にしわを寄せて言いました。

「意味は十分あると思います。会社としては、お二人に、プレイヤーだけでなくマネジャーとして周りの人を成長させていって欲しいと思っています」と私。

「一人前になって、ウチの工場を切り盛りできるようになるには、数年はかかるでしょう。そんな悠長なことをしている場合じゃないと思いますけどね」と主任。

「数年とはどのくらいを想定していますか？」

「どんなに短くても4、5年はかかるでしょうね。多能工化をやり始めたら、なおさら時間がかかります。いつまで経ってもエキスパートは育っていかないと思いますよ」と主任が答えます。

隣で高山さんもうなずいています。

「それはたしかにそうかもしれません。ちなみに、エキスパートというのはどんな人のことでしょう」

「一つの能力に特化した人です」と主任。

「いま、社内でエキスパートは何人いるんですか？」と私。

「今は……高山さん一人だけですかね」

私は相手に、純粋な質問をしているだけのつもりなのですが、相手は問いつめられているように感じているのだろうな、と胸が痛みました。しかし、問題の根源に辿り着くためには必要なことだと思い、質問を続けました。


「過去には何人いたんですか？」

「そりゃ、何人もいましたよ」

「具体的にどなたのことですか？」

「それは……」

「少なくとも私が入社してから、高山さんと坂崎主任を除いて、弊社にエキスパートがいるという印象はありません」

「……」

「今までエキスパートがいなかったのであれば、これまで通りのやり方を続けたって、どのみちエキスパートは新たには育たないのではないでしょうか。

失礼を承知で言わせていただくと、現状、お二人以外の現場社員は、就業年数のわりにスキルが低いと思います。社員を成長させて、お二人が仕事を手放して、第2領域であるマネジメントに取り組んでいく。それが実現できるなら、別に多能工化でなくても構わないと思っています」

「そうですか……社長はそうやって僕らの仕事を取り上げるわけですね」そう答えた主任の声は震えていました。

「いやいや、ちょっと待ってください」同席していた営業部の社員が横から突っ込みを入れます。

「どうしてそういう発想になるんですか。社長はそんなこと言ってないでしょう」

「はっきり言って、そう聞こえますね。そんなふうに細かく口出しされるくらいなら、僕は辞めたっていいんですよ」と主任。

辞める、という言葉に場の空気が凍りました。それは私がもっとも恐れていた言葉でもありました。さすがにまずいと思ったのか、それまで無言を貫いていた高山さんが、坂崎主任を制止して言いました。

「社長がいつもおっしゃってる、改善の重要性はわかっているつもりです。でも、時間のないなか、私たちは既に精一杯やってるつもりです。今、多能工化に取り組むのが時間的に厳しいのは事実です」

私は、高山さんに尋ねました。

「高山さんは多能工化についてはどう思ってるんですか？　もし時間があったらやった方がいいと思いますか？　それともやらない方がいいと思いますか？」

「多能工化では本当に大事な部分は引き継げないような気がします。会社から『やれ』と言われればやる努力はします。でも、前向きな気持ちにはなれないですね」

「……」

「とりあえず、坂崎主任も熱くなってるみたいですし、私たちのことはしばらくそっとしておいてもらえませんか。多能工化を進めるかどうかについては坂崎主任と話し合ってみます」高山さんがそう言って会議は終わりました。

言いたいことは山ほどありましたが、私も幹部が納得していないことを、強権を奮《ふる》って無理やりやらせるようなことはしたくありません。私はお互いにクールダウンするため、彼らの主張に配慮して、多能工化の実行は一旦保留にすることにしました。

京都のおっさん［その2●オオカミ型組織が抱える問題］

私は、組織を長期存続させるために、現場改革に取り組もうとしてきたつもりでした。それがなにより困っている高山さんを助けることにつながると思っていました。しかし、この日の会議によって、彼らと私の思いが真逆だったことを思い知らされたのです。

これまでも薄々感じてはいましたが、「社内のマネジメントをするのはなんて難しいのだろう」と、あらためて思いました。とくに工場幹部二人を安心領域から出すための働きかけは、私が会社に入ってからもっとも力を注ぎ、かつ神経をすり減らしたことの一つでした。

それから数日間、私はモヤモヤした気持ちを抱えたまま過ごしていましたが、ふと誰かに相談したくなり、京都のセミナー講師の方に、私と工場幹部との軋轢について相談してみることにしました。「尊敬と信頼」の話をしてくれた、例の京都のおっさんです。

人材教育のスペシャリストである彼であれば、なにか良いアドバイスをくれるのではないかと思い、藁《わら》にもすがる思いで、私はおっさんに電話をしました。

電話をかけると、彼は快く相談に乗ってくれました。私は工場の現状を手短に伝え、改善に前向きでない幹部とどう関われば良いかを尋ねました。

「話を聞いてると、お前の会社の工場は、オオカミの群れと同じやな」

「オオカミですか？」

「そうや。オオカミは群れを力で支配しとる。お前の工場の幹部も同じや。たとえが悪いけど、マフィアとかも同じやで。恐怖で支配して自分の思う通りに言うことを利かせる。自分の思う通りに教えなければ罰を与える」

「幹部の二人は、社員に罰を与えてるわけではないようですが……」

「いや、自分に都合良く動かない部下には、仕事を教えようとしないんやろ？　それは罰を与えてるのと同じようなもんや。可能性を与えず、活躍のチャンスを奪ってるわけやからな」

「なるほど」

「オオカミはその日の餌のために行動する。工場の幹部は、日々の業務を回すために作業をこなす。どっちも目の前のことしか見えてない考え方やな」

「でも、品質やラインの改善などについては長期的に考えてくれていますよ」

「そこは切り分けて考えなアカンな。たしかにちゃんとやってるところもあるのかもしれん。でも、工場のラインを管理する立場なら、それは当たり前のことやろ。現場の仕事はするけど、部下の教育のようなマネジメントはやらない。それは責任者としておかしいんちゃうか」

「そうですね」

「そもそも、彼らがどうして改善に協力的じゃないのか、わかるか？」

「あれこれ言われるのが嫌で、自分の思う通りにやりたいからですか？」

「まあ、そうとも言えるな。そのときの彼らの心の裏に潜んでる感情はなんやと思う？」

「『自分が一番でありたい』といったことでしょうか」

「違うで。その人らは不安なんや」

「不安ですか？」

想像していなかった答えでした。不安アレルギーの私は、その言葉に惹きつけられました。

「オオカミの群れの序列は、能力によって決まる。つまり、ほかの個体よりも、頭が良くてケンカが強いほど優位な立場にいられるわけや。順位が高いほど、獲物を狩ったときに好きな部位を食べることができる。この序列は実力によって変わるんや。想像できるか」

「はい。なんとなく」

「群れで一番偉いオオカミにとってもっとも恐ろしいことはなんやと思う？」

「自分より強いオオカミが現れることですかね」

「それもある。でも少し違う。彼らが本当に恐れているのは恥をかくこと、つまり、今まで支配してきたやつらに『あれ？　こいつ意外とたいしたことないやんけ』って見くびられることなんや。オオカミにとって重要なのは真の実力やない。周りからどう見えてるかなんや。

世の中には、実際に強くなるよりも、弱いままでもいいから周りに『すごい』と思われたい人間がたくさんおるやろ」

「なるほど。身に覚えがあります」

「まあ、気持ちはわかるけどな。若いうちは、自分を実力以上に見せたいもんや。でも、それは一時的に気持ちよくなるだけで、それに満足してると成長が止まる。早いうちにやめた方がええな」

私はうなずき、おっさんが続けます。

「オオカミの群れのリーダーは完璧主義者なんや。組織を力で支配してるとわかってるから、絶対に人に弱みを見せられへん。でも、実際は自分が望んでいるほど、周囲に対して強い力を持っているわけやない。だから、自分の弱いところを指摘されたときに、それを素直に認めることができひん。むしろ、その面子《めんつ》を脅かすものを敵とみなし、噛みつこうとするんや。それすらできない相手が出てくると、逃げる」

私は、議論が噛み合わないときの坂崎主任の態度を思い出しました。同時に、だんまりを決め込む高山さんの表情も浮かんできました。

「完璧を装ってる人間は総じてプライドが高い。だから、周りのことばっかり気にして、完璧じゃないことがバレるのを恐れて常にビクビクしとる。つまり不安なんや。そんな状態で、本来の実力が発揮できるわけがない」

「典型的なアウトサイド・インの思考というわけですね」

「そうや。見くびられないことに必死やから、本来すべきことに力を割けへん。お前はそんな彼らの不安な部分を刺激したってことや。虎の尾ならぬ、オオカミの尾を踏んだってとこやな」

「なるほど」

「そうした完璧主義をやめるだけで、リーダーの器はだいぶ大きくなる。そうするために必要なのは虚心坦懐《きょしんたんかい》な姿勢や。たとえ自分の得意分野であっても、自分には知らないことや弱い部分があると認めること。真の成長は、そうした自分の弱さを受け入れるところから始まるんや。

例えば、俺は、人に『物知りですね』って言われることが多いけど、わからんことがあったらたいがいその場で訊くようにしてるで。モノを知らんやつほど、人にモノを訊けないもんなんや。その二人も知ったかぶり多くて、質問なんてせえへんやろ?」

私はうなずきました。

たしかに幹部の二人から、モノを尋ねられた記憶はほとんどありませんでした。まさにこのおっさんの言う通り、高山さんは完璧主義者で、どんなときでも弱みを見せないリーダーでした。

その話を聞いて、私は、一切弱みを見せない高山さんのことを、なんでもできるスーパーマンだと誤認していたのだと気づきました。彼はマネジャーとしての仕事をほぼなにも知らなかっただけなのです。

高山さんが悪いわけではありません。会社側が彼にマネジメントの必要性を伝えていなかったのだから当然なのです。私は高山さんのことを「クリスティアーノ・ロナウドなんだから、マネジメントもできるに決まっている」と決めつけていただけだったのです。

「私は幹部に対して、どう働きかけたらいいんでしょうか」

「やり方はいろいろあるだろうけど、重要なことは彼らの不安を解消してやることやな。彼らに、『知らないことがあることは恥じゃない』って、示してあげることや」

「そもそも、どうして彼らは不安な気持ちになるんでしょうか」

「そりゃ、トップのお前が安心させてあげてないからやろ。お前、彼らに対して不安を振りまいてたりはせえへんか？　彼らを安心させてやろうとしてるか？」

「意識したことはありませんでした」

「実際、トップであるお前自身が完璧主義やったりせえへんか？」

「私はわからないことがあればすぐに質問するタイプですし、そんなことはないと思います」

「じゃあ、自分の部下たちに弱いところをさらけ出せてるんやな？」

私は言葉に詰まりました。

「いえ、出せていません。現場社員の前でも、幹部の前でも、まったく出せていないと思います」

「せやろ。幹部の人たちとの関係を聞いてると、なんとなくそんな気がするわ。ひょっとして、幹部の二人と同じように、お前自身がオオカミ的なリーダーになってたりするんちゃうか？」

「……」

「自分さえ良ければいいとか、自分の部下は言うことを聞いて当然だとか、そういう気持ちはないか？」

「それは……ないつもりです。私自身、理不尽が嫌いなので、人に理不尽なことを押しつけないように心がけてきたつもりです。でも、社員や組織に対して適切なマネジメントができていないという意味では、私も彼らと同じなのかもしれません」

営業の仕事に夢中になって工場のマネジメントが放置されていることに気づいていなかった私は、現場の仕事に夢中になって、社員の成長に目が向いていない高山さんたちと、なんら変わりがないと思いました。

「だとしたら、お前が取り組んでいく必要があるのはそのあたりなんやないか？　現場の人たちに、『前向きな気持ちで成功しよう』っていう気になってもらうためには、『会社は安心できる、安全な場所』だと思ってもらわなきゃアカン。

それと同じように幹部の二人にも、他の社員たちにも、根っこのところで安心を与えてあげなきゃアカン。お前自身が力で言うことを利かせようとするオオカミだとしたら、そんな場所で『成長しよう』なんて誰も思えへんで」

すべてが腑に落ちた気がしました。

父が他界したあと、高山さんに工場を任せ続け、私が口を出さなかった（出せなかった）ことで、工場内にはいつの間にか、不可侵な聖域ができあがっていました。いつしかその領域は幹部二人にとっての安心領域になっていました。

そこに業務を把握し始めた私が、内部改善をすべく切り込んできたのです。彼らにしてみれば、自分たちが守り続けたテリトリーが、突然踏み荒らされたように感じたのでしょう。

彼らが不安な気持ちになるのは、当然のことだったと思います。

「自分のすべきことがわかった気がします」私が丁重に礼を述べ、電話を切ろうとしたとき、「あっ、ちょっと待った」と電話口の向こうからおっさんに呼び止められました。

「そういや、工場の仕事を引き継ぐのは難しいって言うとったよな。それ、ほんまか？」

「ええ。ウチの工場は覚えることがたくさんありますし、機械の修理技術も覚えなきゃいけません。幹部二人がいなくなれば、引き継ぐのは難しいと思ってます」

「そうか。それやったらええんやけどな」奥歯に物の挟まったような言い方でした。

私は今度こそ本当に電話を切りました。

工場幹部に本音を伝える

会議から数日が経ち、私は彼らの不安を取り除くにはどうしたらいいだろうと考えていました。そして、あらためて幹部二人と話をする場を設けました。

かつて高山さんは、営業の仕事に注力したいと言った私を、安心させてくれました。今度は、私が彼らに手を差し伸べ、安心させてあげなければならないと思ったのです。これまでにも何度となく、内部改善について彼らと対話を重ねてきましたが、そうした気持ちで臨むのは初めてでした。

私は、幹部の二人に向けて、言いにくいことも含めて、思っていることを正直に伝えることにしました。もちろん、それだけで彼らの不安を取り除くことができると思っていたわけではありません。しかし、自ら弱みを見せ、私の本音を彼らに知ってもらうことは、今後の改善を進めていくためにも、彼らとうまくやっていくためにも、価値あることだと思ったのです。

私は、先日主任と言い争ったことについて詫び、その上で、会社に入ってから高山さんに助けてもらってから、ずっと感謝していること、受けた恩に報いるため、全力を尽くしたいと思っていることを伝え、以下のように続けました。

「私は、お二人が退職してしまったらどうしようと不安なのです。高山さんや主任が事故に遭ったらどうしよう。急に病気になったらどうしよう。私が余計なことを言いすぎて、機嫌を損ねて突然辞めてしまったらどうしよう。私は、毎日のようにそんなことばかりを考えてしまうのです。実際、もし、お二人になにかあった場合、会社の技術は失われてしまうでしょう。そうなれば会社は継続することができなくなってしまいます。そうなってしまったら、社員にもお客様にも迷惑がかかります。私は、会社の代表として、それだけは避けなければならないと思っています」

「私がしたいことは、自分の不安も含めて、皆さんの不安を取り除くことです。皆さんというのは社員だけではなく、お客様も含めた、会社に関わる人すべてです。ウチのガラスリサイクル事業は、社会のごみを効果的にリサイクルしているという意味で、社会の不安を減らしていると言えるでしょう。

今後は、この事業をもっと伸ばし、もっと世の中に貢献していきたいと思っています。そうやって世界を少しでも良い場所に変えようと努力し続けることが、モノづくりをする我々に必要な精神であり、私たちの生き残る、唯一の道だと思っています。

それらを実現するためには、長期的に継続できる、強固な組織をつくっていくことが必要です。お二人だけが工場のことを把握していて、それ以外の人はなにも知らないという状態は良い工場であるとは言えないと思います。

技術者であるお二人は、新しいスキルを身につけることの楽しさを知っているはずです。昨日までできなかったことが、今日できるようになる。今日できたことが、明日はもっとうまくできるようになる。そうした喜びを、現場の社員たちにも教えてあげていただくわけにはいかないでしょうか」

「もし人員が足らず、お二人の負担が大きいというのであれば、私が作業員として現場に入っても構いません。マネジメントが苦手なのであれば、私がその部分をお手伝いさせていただきます。

多能工化が進んで、皆さんが仕事を手伝えるようになったとしても、お二人の立場を蔑ろにしたり、仕事をやりにくくしたりすることは絶対にないとお約束させていただきます。

私には、この会社から不安を取り除き、長期的に良くしたいという思いしかないのです。今、私たちに必要なのは互いに遠慮し合ったり、馴れ合って現状維持を続けたりすることではなく、互いに意見をぶつけ、高め合い、より良いものを創造するために、前に進もうとすることだと思います。

少しずつでも構いません。私も全力でバックアップするので、多能工化やマニュアル化をはじめとする内部改善に協力していただけないでしょうか」

嘘偽りない、私の気持ちでした。これらを伝えた上で、私の考え方がまったく理解できないというのであれば、彼らに内部改善を求めるのは困難だろうと思っていました。

そのときは、私が現場に入って一から仕事を覚え、自ら内部を改革していこうと決めていました。

私の言葉を聞いた彼らが、心の底でどう思っていたかは、今となってはわかりません。

このとき、私の話を聞いた高山さんは、

「社長のお気持ちはわかりました。少しずつでよければ、多能工化について進めていきたいと思います。ただ私たちは多能工についてあまり理解できていません。進め方を教えてください」と言ってくれました。

思い返せば、高山さんから内部の改善についてアドバイスを求められたのはこのときが初めてでした。

隣にいる主任も、渋々ではあるものの高山さんに同意してくれているように感じました。

普通の会社であれば、社長の一声で決まってしまうようなことですが、弊社ではそれを実行しようという姿勢になるまでに、かなりの時間がかかってしまいました。完全に私のマネジメント力不足だったと思っています。

以上のように、渋っていた彼らから、なんとか同意をとりつけることで、私たちはようやく多能工化に向けて舵を切ることができたのです。

多能工化の進め方

私は工場幹部や営業部と連携して、多能工化の準備を進めていきました。以下、その手順を手短にお伝えしておきます。

①業務をリストアップする

最初に行ったのは、既存の業務をリストアップしていくことでした。今やっているすべての仕事を、書き出し、分類するということです。

例えば、ざっくりと、「フォークリフト」「ショベルローダ」「トラック」「ベルトコンベア」「コンプレッサー」「選別機」などのように対象の作業を書き出し、そこから作業工程を洗い出し、中分類、小分類と分岐させていきました。

工場内におけるメンテナンスの工程をすべて書き出すのは面倒だろうと思っていましたが、高山さんや各社員から聞き取りをしてたたき台をつくり、それを現場でブラッシュアップするというやりとりを繰り返すことにより、1週間に満たない時間で完成させることができました。

②スキルマップを作成する

次に、リストアップした工程をスキルマップに落とし込みました。スキルマップとはそれぞれの技術をランク分けした表で、そのマップを見ると各社員の技術レベルが一目でわかるようになっています。

弊社ではスキルに3段階のランクをつけており、以下のように分けています。

1．助けがあれば、その作業ができる（作業可能だが、モノにできているとは言えない）

2．一人で不安なく、その作業ができる（モノにできている）

3．その作業を、人に教えることができる

例えば、ショベルによる原料投入の作業に対応できる作業員がいた場合、当人のスキルマップの該当部分を2マス塗りつぶすことになります。同様に、破砕機の修理ができ、それを他の社員に教えられるレベルで習得している社員がいれば、該当部分を3マスすべて塗りつぶす。こうすることで、個人のスキル習熟度を、リストで俯瞰することができるのです。

マネジャーとしては、社員がリストを塗りつぶせるように指導したり、必要に応じて項目を増やしていくことに注力すれば良いため、とても運用しやすい手法だと思っています。

③マニュアルを作成する

①と②の作業をする傍ら、マニュアル作成も併行して進めました。

次節で詳しく解説させていただきますが、多能工化を進めるということは、複数の人が、同じ作業をできるようにするということです。そのため、マニュアルを作成する必要が出てきます。

しかし、マニュアル化はそこそこ時間がかかるため、完成を待っていたらいつまでも多能工化に取りかかることができません。まずは優先順位が高い業務のみに絞りマニュアル化を進め、それ以外の工程については時間をかけて整えていくという割り切りも必要です。

④計画を立てる

もちろん計画を立てておくことも重要です。

ここで言う計画とは、スキルマップやマニュアルをどのようにつくるかという意味の計画ではなく、どの階層の社員を、どこまでの多能工として育成するかをあらかじめ定めておくということです。

もし、①、②が整わないうちに計画を立てようとしても、業務の全容がわからないと話がまったく前に進みません。まずはタスクのリストアップや、スキルマップで作業内容が俯瞰できるようになったのちに、計画した方が良いでしょう。

多能工化において、すべての従業員がすべての業務に取り組める状態になることが理想の状態ではありますが、最初から高い目標を目指すと、山頂が遠すぎて、マネジャーもスタッフも早々に挫折してしまいます。また、あまりに範囲を広げすぎると、個々の専門性が失われてしまうでしょう。組織の姿勢や規模にもよりますが、例えば、経理部の社員にショベルの免許を取得してもらい、現場で乗り回せるようになっておいてもらうといった過度な多能工化は、私は必要ないと思っています。

私のオススメは、最初は目標を低めに設定し、主業務として取り組んでいる業務と関連性が高いスキルを少しずつ増やしていくことです。また、個人の適性によって、身につけるべきスキルを変えるといった柔軟性のある対応も必要でしょう。弊社の場合、ＯＪＴ（実践しながらのトレーニング）を中心とした教育になっていますが、ＯｆｆＪＴ（座学などの実践を伴わないトレーニング）をすることができればさらに学びが深くなります。

以上のような準備を整えていれば、あとは社員に多能工化の必要性を伝え、スキルマップの空白部分を埋めるように業務を振っていくだけです。まずは負担のない作業に触れ、さまざまな作業を覚えていく習慣をつけてもらうと良いでしょう。

「いろんな仕事を覚えていくことは、社員として普通のこと」という社内文化が一旦形成されれば、多能工化は進んでいくはずです。マネジャーはその進捗《しんちょく》を見守り、必要であればそのサポートをすることに努めるのが良いでしょう。

多能工化の結果

こうして蝸牛《かぎゅう》の歩みではありましたが、多能工化による改善が徐々に進んでいきました。スキルマップは徐々に塗りつぶされ、社員一人ひとりの業務範囲も増え、工場は着実に変化を遂げていきました。

欠員が出たときは、互いにフォローし合うようになり、それによって自然にコミュニケーションの機会も増え、社内の人間関係も良くなっていきました。

多能工化を進めて、あらためてわかったことは、既存の社員たちは、工場の仕事についてほとんどなにも知らなかったということでした。彼らの大半は新しいことをほとんど覚えることなく、入社時に与えられたルーチンワークをこなしているだけだったのです。

多能工化の進捗が気になって、社員に直接話を聞いたところ、「会社に勤めて10年以上経つけど、初めて工場のラインのことを知りました」という社員がいたことに、私は驚かされました。

幹部の二人は、「皆、やる気がないから新しいことを覚えようとしない」と言っていましたが、現場社員たちは、新しい仕事を覚えようとしなかったのではなく、そもそもなにも教えてもらっていなかったのです。

賛否両論あるでしょうが、私は、成長する意欲がない人や、自ら成長を拒否するような人は、無理に成長しなくても良いと思っています。

世の中には、20年間同じ仕事を続けるのが心地良い人もいれば、短い期間であっても同じ仕事をするのは苦痛で仕方ないという人もいます。その価値観は人それぞれです。

成長意欲の有無はインサイド・アウトであり、結局は本人の問題です。繰り返しになりますが、やはり、「馬を水辺に連れて行くことができても、水を飲ませることはできない」のです。

しかし、成長する人としない人がいるとしても、社員全員を水辺まで連れていくのは、会社の役目です。マネジャーは、社員の可能性を信じていなければダメだと、私は思います。会社側が、成長意欲のある社員に経験を与えず放置しておくことは、会社にとっても当人にとっても大きな損失です。会社には社員の可能性を引き出すべく、全員に成長の機会を提供する義務があると私は考えます。

私は、「機会は平等に、評価は公平に」という考え方を心がけているつもりです。平等と公平の違いを端的に言えば、前者が「全員に同じ扱いをする」というのに対し、後者は「成果に応じた扱いをする」ということです。

そうした意味で、多能工化の取り組みは社員に、平等にチャンスを与えることができる良い手法であると言えると思います。多能工化を進めるなかで、社員は否応なしに経験を増やすことができ、新しい世界を広げることができるからです。また、マネジャーにとっても、社員の得手・不得手などの特性を見分けることができ、それによって公平な評価につなげることができます。

こうして多能工化を進めてきたことで、ずっと同じルーチンワークを続けることを良しとする雰囲気はなくなり、いろんなスキルを覚える努力をしていくべきという空気が少しずつ醸成されてきました。

今までは、成長意欲のある方が早々に会社を辞めてしまい、「同じ作業だけを繰り返して、お金をもらえればそれでいい」という方ばかりが会社に残っていましたが、そうした文化形成によって、その割合が逆転するようになりました。（とは言うものの、ゼロになったわけではありません）

やがて驚いたことに、社員の離職率が下がってきました。今までであれば数週間から数か月で辞めてしまっていた社員が定着するようになってきたのです。のちほど登場する、「牧島」「藤本」の二人が入社したのもこの頃でした。

定着率の上昇は、多能工化を進めることで得られた、もっとも嬉しい成果の一つでした。

そもそも、私が内部改善に取り組まなければならないと思ったのは、「社員がすぐに辞めてしまう」という高山さんからの相談が発端でした。その問題を解決に導けたとまでは言えませんでしたが、以前より状況は良くなったのです。

このとき私が学んだことは、「会社の文化をつくることは、人づくりにつながる」ということです。定着する社員の質は、社内の雰囲気や文化に依存します。「いい人」を定着させようと思ったら、「いい人」が定着するような文化をつくっていかなければならないのです。

私は、マネジメントが手つかずになっていた弊社の工場が、少しずつ良い方向に変わっているという確かな手応えを感じていました。

しかしこの直後、高山さんが突然退職することになるとは、このときの私は想像もしていませんでした。

第12章　内部改善の実践［その4●マニュアル作成］

マニュアル化

多能工化が進むことにより、個人の負担が少しずつ軽くなっていくのを目の当たりにした私は、それを深化させつつ、もう一本の柱として立てていたマニュアル化を進めていくことにしました。

弊社の場合、工場の機械を動かす知識・経験はほぼすべて、高山さんの頭のなかにありました。本章でも繰り返しお伝えしていますが、特定の個人だけにノウハウが集中している状態は、会社にとって健全な状態であるとは言えません。会社の長期的な存続のためにも、必要なノウハウは文書化し、次世代に引き継いでいくべきだと私は以前から考えていました。

それを実現するため、「多能工化」に並んで私が提案したもう一つの作戦。それが「マニュアル作成」でした。（「マニュアル類」には、業務マニュアル、作業手順書、作業標準書、作業フローなど、さまざまな種類がありますが、本書ではすべてひっくるめて「マ

ニュアル」という呼称で統一してあります）

一般的に、独力で仕事ができる人はマニュアル化に反対する人が多いものです。なぜなら、マニュアルなどなくても仕事ができるため、その必要性を感じていないからです。また、自分が時間をかけて学んできたことを、文字に起こすことでほかの人にノウハウが盗まれ、自分の優位性が損なわれることを危惧しているのでしょう。

とくに、現場たたき上げで、技術を少しずつ盗んでモノにしてきた職人気質の方は、「自分が苦労してきたのだから、自分の部下も同じように苦労して覚えるのが当然」と考える方が多いような気がします。

たしかにマニュアルの整備は面倒で、非常に時間がかかるものです。しかし、労力をかけてそれらを作成することには相応のメリットがあると私は思います。

マニュアル化のメリット・デメリット

マニュアル化のメリットは以下の通りです。

①人に教えやすくなる ＆ 人から教えてもらいやすくなる

もしマニュアルが存在しなければ、教える側は、ノウハウを記憶から引っ張り出して教えることになります。その場合、どうしても教える内容に、抜けや漏れが発生しがちです。しかし、マニュアルがあれば、それらを確認しながら説明することで、教える側は正確な情報を労せず伝えることができます。

また、教えてもらう側にとっても、口頭だけで説明されるよりも、資料を見ながら確認した方が、理解度が増すでしょう。

もしも皆さんが、自分がモノを教わる側だとした場合、一度教えてもらったことを忘れてしまったときに、「すみません。もう一度教えていただけないでしょうか？」と尋ねることができるでしょうか。

まったく頓着せずに尋ねることができる人もいるのかもしれませんが、私としては一度訊いたことを再度確認するのは、心理的に抵抗があります。一回ならまだしも、二回目になるとさらに訊きにくくなりますし、質問しなければならない相手が、機嫌が悪くなるタイプの上司だったりしたら、なおさらです。また、実際の現場では伝える側の説明が下手で、なにを言っているのかよくわからなかったりすることもよくあります。複数回質問することによる感情的不和を避けるため、突っ込んで訊くのを自らやめてしまったということは、組織ではありがちなパターンです。

しかし、組織でこうしたことが起きてしまうと「知ったかぶり」問題が発生します。とくに、モチベーションが低かったり、下がったりしている社員は、「上司に尋ねるのが面倒だから、いっそのことわかったふりをしていよう」と思いがちです。一度知ったかぶりを決め込んだ社員は、次に同じ機会が訪れても、以前に知ったかぶりをしていたことがバレるのを恐れ、ますます知ったかぶりをしてしまいます。こうして「知ったかぶりスパイラル」が形成されてしまうのです。

また、上司の側も、自分の説明力を棚に上げて、「ちゃんと教えたのに、全然覚えようとしない」と部下の能力に疑念を持ってしまったりすることもあるでしょう。

こうしたとき、マニュアルがあれば、学ぶ側は恥をかかずに知識や工程を再確認することができます。自分でモノを調べるといった習慣にもなるでしょう。教える側も、何度も同じことを訊かれ、そのたびごとに説明する必要もなくなります。

いつでも工程を確認できるマニュアルがあることで、学びやすく、教えやすくなることはもちろん、双方の精神的・時間的な負担も軽減することができるのです。そうしたメリットは当然、時間的、コスト的な負担を減らすことにもつながるはずです。

②再現性を高め、作業・品質などのムラをなくすことができる

仕事をする上で、安定した結果を出すことは非常に重要なことです。商品の製造工程が曖昧であれば、その品質は不安定なものになってしまうでしょう。

例えば、「金属を薄く切断して欲しい」と言われても、仕様が明確になっていなければ、3センチなのか、3ミリなのか、300ミクロンなのか、まったくわかりません。そうしたとき、マニュアルに、定量的な情報が記入されていれば、作業者は迷うことなく規格や品質に合った製品をつくることができます。

また、絶対に省略してはいけない点や、注意点などを目立つように記載しておけば、それらを確認することによってミスを防ぐことができるでしょう。

③人の入れ替えがしやすくなる

急な欠員が出たときなど、人の配置を変えなければならなくなるのは組織の常です。

そうしたとき、マニュアルがあることで、ほかの人でも作業工程を把握でき、穴埋めすることが可能になります。

人はいつ会社を辞めるかわかりません。重大な製造工程を把握していた社員が、突然病気になったり、交通事故に遭ったりする可能性がないとは言い切れません。そうしたとき、引継ぎさえできずに、重要なノウハウが失われてしまうのは会社にとって大きな損失です。とくに、誰かが一人だけで取り組んでいる作業は、周囲から作業工程や効率が見えず、ブラックボックス化してしまうことが多々あります。

そうした作業をマニュアル化することで、ノウハウの透明化を図ることができ、スキル喪失のリスクを減らすことができます。

④工程を俯瞰することで、改善に生かすことができる

マニュアルを作成し、工程を俯瞰することで得られるもっとも大きな恩恵は、「その工程を見直し、改善点を見つけやすくなる」ということです。一般にはあまり意識されていませんが、これはとくに重要なメリットであると私は思います。

普段何気なく取り組んでいる作業を可視化することで、客観的な視点で工程を俯瞰することができます。そうしているとき、我々は普段気づかなかった、重複している作業

や、入れ替えた方が良い工程などを発見しやすくなります。とくに、複数名で工程を改善しようとするとき、工程全体を俯瞰できるマニュアルは威力を発揮します。

私自身も、マニュアルを作成したり、眺めたりしているときに、「この作業、同じことをやってて二度手間なんじゃないか？」と気づいたことが何度もあります。

マニュアルは工程を確立させるためだけのものではありません。マニュアルは今ある工程を改善し、ブラッシュアップするための重要な資料でもあるのです。

一方、マニュアル化のデメリットは以下の通りです。

①作成に時間・労力がかかる

マニュアルの作成には思っている以上に時間がかかるものです。何度も工程を確認し、作成しては、現場に差し戻して……、と何回もチェックを繰り返す必要があります。

誰が見てもわかりやすいマニュアルを作成するのはかなりのセンスが必要だと私は思います。マニュアル作成は翻訳作業のようなものです。現場社員が普段何気なく取り組んでいる行動を文字に起こし、さらにそれを誰の目に見てもわかりやすくなるよう、言葉を加減し、清書する必要があります。そのため適任者がいないと、無価値なマニュアルができてしまうこともあります。

②マニュアル至上主義になりがち

一般にマニュアルに持たれるイメージとして「マニュアルに書いてある通りに行動しなければならない」というものがあります。それによって、本人の創意工夫や発想力などを削ってしまう。だからマニュアル化は良くない、と考える向きもあるようです。

たしかに、マニュアルは再現性を高めるためのものでもあるため、「マニュアル通り行動する」というイメージは的外れなものではありません。

しかし、すべてにおいてマニュアル通りにこなすことが素晴らしい対応かと問われれば、そうではないと私は答えます。

例えば、接客業などで、お客様が感情的になっているとき、マニュアルに書いてある謝罪の言葉を一字一句間違えずに述べることが、真摯《しんし》な対応であると言い切れるでしょうか。おそらく、そうでないことの方が多いはずです。

マニュアルはあくまでも作業の基準となるものですが、一〇〇点満点のマニュアルをつくることは誰にもできません。現場では、必要に応じて臨機応変な対応をすることが必要であると言えるでしょう。

以上のように、マニュアル化にはメリット・デメリットがあり、それらは多能工化と通ずるところが多々あるということがおわかりいただけたのではないでしょうか。

マニュアルというのは「守破離《しゅはり》」でいう、守るべき型のようなものです。そのためマニュアルがあることで、窮屈に感じる方もいるかもしれません。しかし、その型が存在しなければ、皆、好き勝手な手法で作業をすることになり、作業の再現性が低くなってしまいます。

マニュアル作成は、社内の技術を体系化させるための型づくりです。その型を基点とすることで、改善点が見つかり、既存の型を破ることができるのです。

マニュアル化しにくいタスク

「暗黙知《あんもくち》」という言葉があります。「経験的・感覚的にはわかっているが、言葉で説明するのが難しい知識」のことです。

世の中には、マニュアルを作成するのが簡単なタスクと、そうでないタスクがあります。

例えば、キーボードで、決まった場所にデータを入力するというタスクをマニュアル化することは難しいことではありません。しかし、数ミクロンの精度で金属を研磨するための指先感覚をマニュアル化することは相当難しいでしょう。

一般的に、デジタルな作業はマニュアル化しやすく、アナログな作業はマニュアル化しにくいと言えます。

私は、工場の社員用のマニュアルをつくることで、社員の成長スピードを上げることができるだろうと思っていました。しかし、工場のタスクをマニュアル化するのは非常に骨が折れる作業だという認識を持っていました。

なぜなら、それまで高山さんには、「ウチの仕事をマニュアル化するのは無理だと思います。感覚的なものが多すぎて、人に教えるのが難しいのです」と言われていたからです。私は、弊社の工場は暗黙知だらけで、マニュアル化することは不可能だと思っていました。

しかし、改善や多能工化について勉強していた折、あるコンサルタントに伺ったこの言葉で私の考え方が変わりました。

「この世にマニュアル化できない技術は一つもない。できないと言い切る人は、マニュアルをつくりたくないか、知恵がないかのどちらかだ」

目から鱗でした。

マニュアル化できない技術がこの世に存在しないかどうかの真偽はさておき、世の中には、弊社で日々取り組んでいるタスクよりも、よほど複雑なタスクがマニュアル化されているという例などは無数にあるだろうと思いました。

今や、ハリウッド映画のストーリーにだってテンプレートがあり、ＡＩでさえ小説を書ける時代になっています。よくよく考えれば、たかが中小企業のリサイクル工場で行っているような作業を、マニュアル化できないはずがありません。

それに、すべての業務についてマニュアル化が不可能だとしても、作業工程の概要や順番を明らかにすることくらいはできるでしょう。まずは、できるところだけでもマニュアル化して、フレームが整ったらマニュアルの細部に手を入れるという手法をとることだってできるはずです。

マニュアル作成の可否を巡って議論を重ねるよりも、まずは必要だと思える部分だけでも実験的に作成してみる。その上で、マニュアル作成が困難な暗黙知の部分について議論する。暗黙知がマニュアル化しにくいからといって、その作成を全否定するよりも、そういったアプローチをした方がよほど建設的であると言えるでしょう。

工場幹部との対話［その3］

私は、多能工化がそこそこ進んだあと、高山さんに、工場のマニュアル化を進めていきたい旨を伝えました。

マニュアル化を進めたいという話は、入社当初から何度も高山さんに持ち掛けていましたが断られ続けていました。しかし、私は諦めてはいませんでした。内部改善を進めるにあたって、マニュアル化は多能工化と並ぶ、最重要課題だと考えるようになっていました。

この頃、高山さんはいささか疲れた表情を浮かべることが多くなってきていました。髪に混じる白いものが以前より目につくようになり、体調を崩して休むことが目立つようになってきていました。

高山さんが休んでいるのに、現場が問題なく回っているということは多能工化が進んできたという証《あかし》でもあったのですが、それでもまだ、高山さんの力なしで工場のクオリティを保つのは厳しい状態だと私は考えていました。

彼らにとっていろいろと厳しいことを伝えながらも、私は高山さんへの恩義を忘れてはいませんでした。多能工化は会社にとって必要な改善策だったという思いは今でも変わりませんが、高山さんが気乗りしていなかったことを断行してしまったという申し訳なさは、私のなかでくすぶっていました。

以前より弱々しく見える高山さんにマニュアル化を求めることで、彼の心労が重なってしまったらどうしよう。そんなふうに思っていたのです。

しかし、高山さんの体調が悪いのであれば、工場としてはなおさら改善を進めていかなくてはなりません。

個人の感情や人格に配慮することは大切なことですが、それに配慮しすぎて本当に大事なことを伝えないというのはおかしい、と私は思います。結局のところ、伝えなければならない話を伝えないという選択肢はないのです。だとしたら、相手になるべく負担がかからないような言葉や、タイミングを選ぶなど、常日頃から伝えるスキルを磨いておくべきだと思います。

私は言葉を選んで、マニュアル化を進めていきたいという旨を高山さんに伝え、会議の席でメリットやデメリット、暗黙知について説明しました。

マニュアル化について説明をし終えたあと、ひょっとしたら、今までと同じような拒否反応が返ってくるのではないだろうかと私は構えていました。しかしそういったことはなく、代わりに返ってきたのは、気のない返事でした。

そのとき、高山さんは私と目を合わさず、「お任せします」とだけ言いました。

私は、そのときの高山さんの反応を今でも覚えています。そこには、今までの高山さんの姿はありませんでした。スーパープレイヤーからほとばしる力強い意志はもはや感じられず、そのとき彼のなかにあったのは、おそらく諦めに近い感情だったと思います。

高山さんは既に、自ら現場を支えようという気持ちを失ってしまっているようでした。その原因は、おそらく私がさまざまな内部改善を進めてきたからなのでしょう。会社が良くなっていても、高山さんの気分は良くなっていなかったのです。良くも悪くも、私はオオカミの牙を抜いてしまったのだと思いました。

この瞬間、私は、自分の立っている場所と、高山さんたち工場幹部の立っている場所があまりに違うことを痛感しました。我々の間は地続きではなく、そこには越えようのない亀裂がありました。今まで自分が埋めようとしてきた現場とのギャップは、もはや埋まることはないほどに広がってしまっていたのです。

マニュアル化を推進

その後、私は率先して社員と協力しながらマニュアルづくりを進めていきました。マニュアル作成の要諦は、実際に取り組んでいる工程を文書や映像などで可視化し、ほかの人でもできるような状態に整えておく、ということです。

文書マニュアルに限って言えば、作成手順は以下の通りです。

①お題を選ぶ＝マニュアル化したいタスクを選ぶ。
②工程を書き出す＝そのタスクに取り組んでいる人に、タスクを処理するためにしている行動を順番に書き出してもらう。

③編集する＝その順序をＰＣでまとめ、仮のマニュアルにする。
④確認する＝仮のマニュアルをいろんな人に見てもらい、内容がわかりやすいかどうか確認する。
⑤修正する＝わかりにくいところを修正する。

簡単に言えば、①・②・③を行ったあと、④と⑤を何度もリピートするということです。
①のタスク選びについては皆で行い、②の工程を書き出す作業については現場の社員、③の編集についてはマネジャー、といったように分業してつくるのが望ましいと思います。いろんな人の視点が入ることで、ひとりよがりなマニュアルになる可能性が低くなるからです。

①については、皆でワイワイ話し合ってやると良いでしょう。個人的にはなかなか楽しいワークだと思いますし、各人が、タスクの優先順位の高さをどのようにとらえているのかも見えてきます。

②については、普段やっていることを書き出してもらうだけなのですが、表現の仕方は、人によってまったく違うものになります。ある人は具体的すぎたり、ある人は抽象的すぎたりするようなことは常です。③の作業をする人は、その素材を編集せずにそのまま使えることは、ほぼないと思った方が良いでしょう。

また、③の作業をする人は、物事を客観的に見ることのできる人にした方が良いでしょう。社員にとってわかりやすいマニュアルを作成するためには、素材を吟味し、具体性と抽象性をバランス良く同居させる必要があります。地味に見えて、かなりのスキルが要求される作業だと思います。

弊社の場合、①と②については工場幹部や現場社員にお任せし、私は③の文書作成を担当しました。リピート部分である、④は社員、⑤は私が担当しました。

上記は、文書マニュアルの作成についての説明ですが、実際は作業しているところを動画に撮って、そこに説明を補足するといった、動画マニュアルを作成するのも良いでしょう。文字になっているものを読むより、動画になっている方がわかりやすいですし、やり方によっては作成時間も短くて済むのでオススメです。

マニュアル作成の結果

マニュアル化の作業は非常に手間がかかるものでしたが、工程を文書化し、ブラッシュアップしていくことで、その業務についての理解が自然に深まっていくのは良い学びでした。

前述した、「マニュアルを改善するためにマニュアルを作成する」というメリットに気づいたのもマニュアルをつくっている最中でした。完成させたマニュアルを眺めていて、ムダな工程に気づき、それを現場に指摘することで業務の改善につながったことは何度もあります。

私ができあがったマニュアルを高山さんに見せたところ、思いのほか、好意的に受け止めてくれました。

「なるほど。たしかにわかりやすいですね。こうやってマニュアル化すればいいんですね」と喜んでくれました。

「現場の皆さんに新しいことを教えるときに使ってください。工程を理解できてない人が、再確認するための資料としても使えるので、置いておくだけでも意味があると思いますよ」

私たちは、その後も協力して、主要な工程をマニュアル化していきました。必要な箇所が概ねマニュアル化できた頃、私は現場に一連の工程を委任することにしました。すなわち、マニュアル化や、多能工用のスキルマップの管理を工場幹部に任せるということです。

「もちろん、手が足りないときは手伝いますので、私や総務部に相談してください」そう伝え、多能工化やマニュアル化を進めていくことをお願いしました。

「わかりました。進めていきます」

高山さんからは合意が得られたと感じました。マネジメントの業務を委託したとき、彼は険しい表情するのが常だったのですが、このときは珍しく笑顔で、明るい表情を浮かべていました。

この瞬間、私は、高山さんがマネジメント業務に興味を持ってくれるようになったのかもしれないと思い、少しだけ安心した気持ちになりました。私が現場に、マネジメントと改善の要求をし始めてから、高山さんとはずっと冷戦状態が続いていたような気がしていたからです。

今後は、双方、主張をし合った上で組織のレベルを高められるような、真に良好な関係を築けるかもしれない、そう思いました。

第13章　工場の危機

突然の退職

多能工化、マニュアル化などの内部改善に取り組んできたおかげで、以前よりも組織の透明化が進みました。幹部と社員の分業が完全に解消されたわけではありませんでしたが、業務を指導するなかで、以前よりも彼らとの接点は増えており、会社の雰囲気も良くなっているように感じていました。

この頃には、社員が提出した改善案について、重要度や難易度などの数値をつけて皆で評価したり、改善案の数や内容に応じて褒賞を出すといった試みを始めていました。また弊社の岩倉工場と西春工場の人員を入れ替えるなどして、多能工化をさらに進めていました。

ある日の午前。業務中に高山さんから電話がかかってきました。

「ちょっとお話したいことがあるので、お時間いただけますか」

「もちろんです」

「5分後に伺います」

そう言って高山さんは電話を切りました。おそらく改善についての話か、社内でなにか人事的な問題が起きたのではないか、と私は想像していました。

会議室の席に着くなり、高山さんは懐から封書を取り出して机の上に乗せました。

「すみませんが、退職したいと思います」

「えっ」

私は突然の申し出に、ショックを受けました。高山さんは既に定年を過ぎていましたが、まだ仕事を続けたいという本人の意志もあったため、会社に残ってもらっていたのです。

「どうかされたんですか？」

「実は、半年くらい前からずっと体調が悪いんです」

「大丈夫ですか？　時期はいつを予定していますか？」私は高山さんの体調を気づかいつつ尋ねました。

「今です」

「今？　今って、今日ってことですか？」

「はい」私は言葉を失いました。

「とくに最近、ずっと微熱が続いていたんです。もう荷物も整理してあります。なかなか回復しないので……すみません」

「最近、多能工化が進んできたといっても、高山さんの技術がすべて伝わっているとは思えません。私も現場社員たちも、高山さんから教えていただかなくてはならないことが、まだまだたくさんあります。一時的に休んで、体調が回復したら出勤するとか、暫定的に週に数回の勤務にするとか、そうしていただくわけにはいきませんか」

数秒の沈黙のあと、高山さんは言いました。

「……そういうことは考えてません。私がやっていた仕事は、ほぼ主任に引き継いでありますので、あとは主任から聞いてもらえますか」

それでも私が引き止めようとすると、高山さんは「すみません。もう限界です」と目を合わせず、申し訳なさそうに言いました。そして、「退職届を受けとっていただけないでしょうか」と頭を下げたのです。

そうして挨拶を交わす間もなく、高山さんは荷物をまとめて会社を去っていきました。


彼の退職理由が、本当に体調によるものなのか、それとも私が内部改善を推し進めてきたことによるものなのかはわかりません。おそらく、その両方だったのではないかと私は思っています。少なくとも、私がお願いしていた数々の課題が彼のなかで負担になっていたことは間違いないでしょう。

多能工化やマニュアル化はある程度、進みましたが、高山さんがいなくなったあとに残ったのは大きな喪失感でした。


私は、高山さんの意にそぐわない、組織の未来につながる手法を選択し、改善を推し進めてきたのです。外部の方から見れば、経営者だったらそんなの当たり前じゃないかと思うかもしれません。しかし、そこが私の甘っちょろいところです。高山さんを恩人と思っていた私にとって、それは苦渋の決断だったのです。

高山さんの在職中、彼に恩を返すことができるように、私はできる限りのことをしてきたつもりでした。本文ではまったく触れていませんが、報酬は世間の水準から見てもかなり手厚く、職責の範囲も広く、待遇には本人も満足してくれていたと思います。

しかし、そうしたこととはべつに、私は高山さんと良好な関係を築いた上で、恩を返したいと思っていました。「終わりよければすべてよし」という言葉がありますが、私と高山さんの場合はそうはならず、やりきれなさが残る別れになってしまいました。

ひょっとしたら、もう少し違ったやり方があったのかもしれない。私は不意に、これまで率先して進めてきた内部改善や、私が思うマネジメントのあり方がぐらつくような感覚を覚えました。

幹部社員が続けざまに——坂崎主任の退職

すぐに、私はその話を、もう一人の幹部である坂崎主任に伝えました。

「ええ。高山さんから聞いてますよ」と主任。

「そうだったんですね。突然だったので驚きました。これから大変ですね。どうやっていきましょうか」

そう言い終わるか終わらないうちに、主任が言った言葉は私がまったく想像していなかったものでした。

「私もこれを機に辞めようと思ってます」

「ええっ」

主任の発した言葉と、その意味が、私の頭のなかで合致するのに時間がかかりました。

「いや、突然そんな……」

私が言葉を失っていると、

「ちょっと前から考えてたんですよ」と主任が続けました。

彼も、懐から高山さんと同じように封書を出しました。退職届です。それを見た瞬間、私は大きく肩を落としました。

「理由を教えていただけますか？」

「これは、僕も高山さんも同じなのですが……仕事がやりにくくなりましたね」

「具体的にどんなところがやりにくくなったんでしょう」私は恐る恐る尋ねました。

「多能工化やマニュアル化を進めてきましたが、自分が必要とされてないと思いました」

私が会議の席で、多能工化を進めようと提案したとき、主任が言った台詞と同じでした。主任が続けます。

「高山さんがいなくなって、このあと工場長になるのは僕ですよね。正直、やっていく自信がありません」

坂崎主任も高山さんも、マネジャーになることなど求めていなかったのです。彼らの理想は、あくまでも自らが現役のスター選手として活躍し続けることでした。工場のなかで、自分のやりたいことをやりたいようにやる。彼らはそうした立場を求めていたのです。

私はそれにもっと早く気づくべきでした。

私は、主任を引き止めましたが、彼の意志は変わりませんでした。

「できればすぐにでも退職したいと思ってます。でも、それだと引継ぎの問題もあるでしょう。私も長年お世話になった組織なので不義理なことはしたくありません。来月の給与の締め日でどうでしょう」

カレンダーを見ると、3週間ほどしかありません。高山さんと主任の在任期間は、ともに20年を超えていたので、その間に培ったノウハウや技術をそれだけの期間で引き継ぐのは不可能だと思いました。

「少し、考える時間をもらえませんか」と私は言いました。

「わかりました」

主任が会議室の扉を閉めて出ていくと、私は一人になりました。

引継ぎ期間はたった3か月

私はすぐに、高山さんと主任を除いた現場の中堅社員を集めて、会議を行いました。

「皆さん驚かれると思いますが、高山さんが先ほど辞められました」

「えっ、急にですか?」現場社員たちがざわつきます。

「さらに、坂崎主任も近々退職するとのことです。私も説得したのですが、おそらくその意志が変わることはないと思います」

「ええっ。どうして?」

「申し訳ない」

私は、驚く彼らに頭を下げ、高山さんと坂崎主任の退職理由を伝えました。

「ヤバイじゃないですか」

「ヤバイです。これから工場を運営するための業務を引き継いでいかなければなりません。必要だったら私が現場に入って、岩倉工場の工場長をやろうかと思っています」私は言いました。

「いや、社長がそこまでする必要ないと思いますよ」

それは弊社の西春工場から一時的に研修にきていた牧島さんが発した言葉でした。当時、牧島さんには西春工場の工場長を務めてもらっていました。

「人間、やってやれないことはありません。高山さんたちだって最初は未経験だったわけです。私たちだって努力すればきっとできます。それに、今まで通りのやり方ではこの工場はダメだと思います。ピンチはチャンスです。ここでうまく引継ぎができたら、組織の雰囲気もガラッと変えることができるんじゃないでしょうか」と牧島さん。

「そうですよ。たしかに厳しいとは思いますが、やる価値はあると思います。これからは僕たちだけでなんとかするしかないんですから」当時、入社して1年ほどだった藤本さんも、力強く言ってくれました。

「ただ……もう少し引継ぎの時間があった方がありがたいですけどね」と牧島さんが言いました。

翌日、私はもう少しだけ在職期間を延ばしてもらうよう、なんとか主任にお願いをしました。牧島さんと藤本さんも、裏で主任に頼み込んでくれたようでした。

「まあ、たしかに3週間の引継ぎでは厳しいでしょうね……。僕も次が決まっているわけではないですし、年内いっぱいまでよければ……」

年末までは3か月強ありました。私は、主任の譲歩に感謝し、引継ぎを成功させるための作戦を考えたのです。

西春工場から応援でやって来ていた牧島さんは、岩倉工場の作業はほとんど知らなかったにも関わらず、そのまま岩倉工場に配置換えすることを承諾してもらいました。本人自ら「引継ぎに協力させてください」と言ってくれたのです。藤本さんも、これまで培ってきた技術で現場を牽引してくれました。

当初の3週間から、期限は大幅に伸びましたが、彼らにはキャリアが不十分な状態から、3か月で工場の業務を掌握しなければならないという、重い課題を与えてしまいました。

私は、3か月で工場の知識を引き継ぐのはかなり厳しい戦いになると思っていました。

幹部二人の「最低でも4、5年ないと引き継げない」という主張によれば、他工場で数年経験しているとは言え、岩倉工場の経験がほとんどなかった牧島さんと、1年経験しただけの藤本さんのキャリアでは、到底足りないと感じました。

しかし、それでも「なんとかします」と言ってくれた彼らを信じて、工場の引継ぎを任せることにしました。

その頃、私は坂崎主任と、何度も面談を行い、引き継ぐべき知識を書面にしていきました。主に機械部品の発注先の分類や、想定されるトラブルの列記など、幹部二人がいなくなったときに工場を回すことができる状態を整えようとしたのです。

最重要課題は、高山さんや主任が「難しいから引き継げない」と言っていた部分をどう引き継ぐかということでした。しかし、高度な技術があれば、なおさらここで途絶えてしまわないように、なにがなんでも文書や動画に残しておくつもりでいました。

私は、書面にできないような体感的な技術があるならば、自ら徹夜で練習してでも身につけようと思っていました。なにも、巨大な建築物の設計をしたり、国宝級の壺を焼こうとしたりしているわけではないのです。多少難しい技術があったとしても、3か月真剣に学べばそれなりに形になるだろうと思っていました。

すべての技術を一人で引き継ぐことはできない。でも、ほかの現場社員と分担して引き継げばなんとかなるかもしれない。そう考えていました。

私は坂崎主任に、まだ引き継げていない作業が残っていないか、しつこく確認しました。私と彼が引継ぎの面談を始めてから1週間ほどが経過していました。

「ほかに引き継ぐことがあったら教えてください」

「いや、もうほとんどお伝えしました。それに、ある程度多能工化も進んでいますし、大事なところはマニュアルも整備されています」

あれ？　引継ぎには何年も時間がかかるんじゃなかったっけ？　と思いましたが、私はあえて突っ込まず、黙っていました。

このとき、私は主任が嫌がらせをしているのではないかと思いました。彼は、内部改善を進めてきた私に不満があり、引継ぎをしないことで、その復讐を果たそうと思っているのだと瞬間的に思いました。そうでなければ、今まで工場幹部が言っていたことと辻褄《つじつま》が合いません。

数秒の沈黙のあと、主任は言いました。

「高山さんの教育方針は、『盗んで学べ』というものだったので、僕もすべてモノにできているわけではありません。でも、知ってることは既に彼らに伝えてあります。工場を回して、メンテナンスや補修をするのであれば、今の人たちでもなんとかなると思います」

「彼らにできるという根拠は？」

「僕らが知ってることは、ほぼすべて教えてあるからです」

私は首を傾《かし》げました。

「ずっと前から、主任は工場の技術は難しくて、引き継ぐことは厳しいっておっしゃってましたよね。その、引き継げない部分はどの部分だったんですか？　私はその部分が知りたいのです」

「工場の稼働とか、機械の点検の部分です」

「それは、マニュアル化のときに、一番最初にマニュアルにしたやつですか？」

「そうですね」主任はどことなく気まずそうな表情を浮かべているようでした。

「ということは、一番難しいと言っていたところは、もう引継ぎが終わっているということですか？」

「……そういうことになりますね」主任は、明らかに平静を装っていました。

この瞬間、私のなかで、すべてが符合しました。京都のおっさんが、「工場の仕事を引き継ぐのは難しいっていうのは、ほんまか？」と言っていた理由がわかりました。

オオカミの群れのリーダーである彼らは、ほかの現場社員から自分たちの領域を守り、自らの重要感を高めたいという気持ちを強く持っていたのです。そのために、自分たちがやっていたことを「難しいから真似できない」と主張することで、自分たちを必要以上に大きく見せていたのでしょう。

責任者が自分のプライドを優先させてしまえば、会社の長期的な存続や成長など望めるはずもありません。

もちろん彼らの習得していた技術に価値がなく、やっていたことが簡単だったというわけではありません。弊社の選別技術は同業者のどこにも負けないレベルであり、それなりに難しい作業もあります。また、覚えることが非常に多いのも事実です。

しかし、それらの技術は習得が不可能なほど高度であるというわけでは決してありません。一つひとつの基本的な技術の集積であり、真摯《しんし》に努力を重ねれば、誰でも身につけることができるレベルのものだと私は思います。

私は、重要な工程の引継ぎが、既になされていたことに安堵《あんど》すると同時に、とても寂しい気持ちになりました。プライドを保つための労力を教育に充てることができていれば、既存の社員たちや、あのとき退社したKさんも、もっと成長することができていたはずです。

言いたいことは山ほどありましたが、今さらそれを言ったところではじまりません。私は、俯いてなにも言えなくなっている主任の前で、ただ黙っていました。

立ち上がる現場社員たち

この時点で、私が当初予想していた、数年かかるような引継ぎ事項はなかったと判明したものの、それでも引継ぎ期間がたった3か月というのは非常に厳しいものでした。そうした状況で、牧島さんや藤本さんはやったことのない業務に果敢に挑戦してくれていました。また、多能工化を始める前までは、現場で毎日同じ作業しかしていなかった社員たちも、多能工化で培ったスキルを駆使し、工場の運営に積極的に協力してくれていました。全員が引継ぎのタイムリミットを感じて、今まで以上に、業務に注力してくれたのです。

まさに総力戦でした。


1か月半が過ぎた頃、工場で主要な機械が壊れるという、そこそこ大きなトラブルに見舞われました。坂崎主任は自らその問題を解決しようとしていましたが、私は「主任は手を出さないで欲しい」と伝えました。

「いや、僕がやった方が早いですよ」

そう主張する主任に、

「これは今後、彼らが自分たちの力で乗り切らなければいけないトラブルなんです。本当に困ったら彼らは助けを求めてくるはずですから、それまで見守ってあげてもらえますか」とお願いしました。

現場社員たちは気づいていなかったかもしれませんが、彼らの目の色は、工場幹部が辞めると言い出す前に比べて、明らかに変わっていました。彼らから「自分たちでなんとかしなければ」という気概が伝わってきました。いままでアウトサイド・インの姿勢だった彼らが、インサイド・アウトに変わったのを目の当たりにしました。

喉が渇けば、馬も水を飲みます。

身も蓋《ふた》もない言い方になりますが、結局のところインサイド・アウトへの変化が起こりやすいのは、自らが追いつめられたときなのかもしれません。父が亡くなったときの私と同じように、変わらざるを得ない状況に追いつめられたことによって、彼らも変わることができたのでしょう。

やがて、彼らは坂崎主任なしで、見事にトラブルを解決してくれました。

いけるかもしれない。次第に私はそう思い始めていました。

それから2か月ほどが過ぎた頃、現場社員たちは、坂崎主任なしで工場を回すことができる状態にまで仕事を引き継いでいました。

「残り1か月は坂崎主任なしで、私たちの力だけで工場を回したいと思います。その間、坂崎主任は工場の主要な作業に入らず、わからないことがあったときだけ主任からアドバイスを仰ぐようにするというのはいかがでしょう」そう言う牧島さんの表情には自信が溢れていました。

「えっ、大丈夫なんですか？」

「大丈夫です」と牧島さんが私にそう言いました。

「きっとなんとかなります。ていうか、絶対になんとかします」と藤本さんも言ってくれました。

このときのことを思いだすと、私は今でも涙が出ます。

私は、高山さんと現場主任に退職を伝えられてから、毎日不安で仕方ありませんでした。しかし、現場社員たちも、それ以上に不安だったに違いありません。私は、不安を抱えているであろう現場社員たちを支えてあげなければならないと思っていました。

しかし、実際は逆でした。私が彼らのためにできることはほとんどなく、既に彼らが工場を支え、会社を支えてくれていました。当時の彼らは坂崎主任レベルとまではいかなくとも、少しずつ技術を身につけ、彼らなりに成長していたのです。不安を抱えた彼らを助けようと思っていたのに、結局助けられていたのは私の方だったのです。これではどちらが上司なのかわかりません。

人間の力は偉大だと思いました。

第14章　その後

工場幹部への思い

主任が退職する当日、私は主任を呼び、会議室で話をしました。

不安が完全に解消されたわけではなかったものの、既に主要な引継ぎを終え、現場社員たちの間にも、「自分たちでなんとかできそうだ」という空気が流れていました。

まだ、次の就職先が決まっていないと聞いていた私は、いま一度、主任のことを引き止めました。引継ぎがうまくいきそうだという見込みがある今だからこそ、生まれ変わりつつある組織で、主任に新たな機会を提供したかったのです。

「今までの幹部依存のスタイルから、全員で作業できるような体制にシフトしていきたいと思っています。負担はかけないので、これからも一緒に協力してやっていってくれませんか」そう声を掛けました。

しかし、彼の決意は固く、揺るがないようでした。

「私は、自分が突然辞めると言ったことで、現場の社員から信用を失っています。一度失った信用を取り戻すのはかなり難しいと思います。退職の意志は変わりません」

「会社の雰囲気も今までとは変わっています。もう少し続けてみませんか？」

「おっしゃる通り、雰囲気はだいぶ変わりましたね。最初からこういう雰囲気だったらいろんなことが違っていたかもしれません。でも、私の気持ちは変わりません。今まで、ありがとうございました」

そう言って、彼は会社を去っていきました。

高山さんと坂崎さんが辞めてしまったことは、私にとって、ショックで残念な出来事でした。さまざまなアプローチで働きかけてきたつもりでしたが、私には彼らの心を変えることはできませんでした。

二人が立て続けに退社してしまったという事実を私は今でも引きずっています。そのことを思うとき、私にはいつも後悔がつきまといます。もっと言葉を選べたのではないか。もっと良い働きかけはできなかったか。

もし、今の私があのときにタイムスリップしたとしたら、私は彼らに対するアプローチの仕方を変えると思います。おそらく、言い方を選んだり、もっと時間をかけたりして、彼らとの関係を構築しようとするでしょう。

しかし、たとえそうしたシチュエーションが巡ってきたとしても、私が彼らに伝えることの本質は変わらないと思います。私はきっと、幹部の二人に優先順位を提示して、安心領域から出るように働きかけ、長期的視点で成長させようと働きかけることでしょう。

なぜなら、あのとき社内セミナーで彼らに伝えた「原則」は、今でも私が社員に伝え続けていることと同じであり、時代を越えて通じる普遍的な考え方だと思っているからです。

社員への思い

新体制になってから、クリスティアーノ・ロナウドのような絶対的スターはいなくなってしまいましたが、社員全員の平均値は大幅にアップしました。私にはこれから先、Jリーガークラスの社員が増えていくだろうという確信がありました。

また、現場の雰囲気も劇的に変わりました。とくに嬉しかったのは、社員たちの笑顔が、以前よりも増えたことです。休み時間に休憩所の前を通ると、皆が笑顔で過ごしています。

それまでは、「会社の懇親会なんてあっても、行きたいと思わない」と言う人が多かったのですが、忘年会などを開くと、ほとんどの社員が参加してくれるようになりました。以前は人間関係の愚痴や悪口が、しょっちゅう耳に飛び込んできましたが、そうしたこともほとんどなくなりました。


暴君が上から目線で、部下に言うことを聞かせるような会社はもはや時代遅れです。職場は働く方たちにとって安心・安全の場であるべきです。

経営者が人を定着させ、組織を大きくしていきたいと思ったとき、まず最初に取り組むべきは、会社をそうした安心・安全の場にすることだと私は考えます。

安心領域の話と矛盾するじゃないか、と思われるかもしれませんが、そんなことはありません。決して、「不安な状態＝安心領域の外に出ている」ということではないのです。人が安心領域の外に出て、成長するためには、前提として安心領域のなかにいなければなりません。部屋のなかにいなければ、部屋の外に出ることができないのと同じです。

例えば、女子トイレに出入りしている男性がいたり、社内不倫をしている社員がいて雰囲気が悪かったり、上司が感情的になってすぐに大きな声で相手を威嚇したり、些細《ささい》なミスで給料を減額されたり、そんな不安が蔓延した会社で成長できるでしょうか。常に上司の顔色を窺い、ビクビクした状態のなかで自分を高めようと思えるでしょうか。

人は、基本的な安全が保証され、安心できる状態がベースにあるからこそ、安心領域の外に出ようと考えるのです。そうした意味で、人を成長させるためには「安心の確保」が必要なのです。

本章でお伝えしてきたように、私は経営者として不安のない職場をつくるべく、改善の努力を続けて参りました。まだまだ道半ばですが、これから先も、弊社の社員たちがこの会社に入って良かったと思えるような会社をつくるために奮闘していくつもりです。社員の不安を取り除き、安心領域から積極的に出てもらい、自分自身が成長する喜びを知ってもらう。

その結果、社員が充足することで、会社とともに社員も成長できる。そして、ガラスリサイクル事業を通じて、地球の未来のために貢献し、社会から不安を減らすことができる。

そんな会社をつくることができたら、経営者としてこれほど嬉しいことはありません。

あとがき

私が、いつか自分に訪れるであろう「死」を強く意識し始めたのは9歳の頃でした。

皆さんはノストラダムスをご存知でしょうか。1990年代前半より前に生まれた方はご存じかと思いますが、それ以降に生まれた方はあまりご存じないかもしれません。ノストラダムスは16世紀のフランスの予言者で、未来を予告する予言書を残した人物とされています。

私がノストラダムスのことを知ったのは、友人が学校に持ってきていた本を見たときでした。そこには「1999年の7月に世界が滅びる」といった見出しとともに、その様子を想像して描かれた衝撃的なイラストが載っていました。

隕石《いんせき》の落下によって発生した、巨大津波に飲み込まれていく街。核ミサイルによって破壊された街と逃げ惑う人々。オゾン層の破壊によって皮膚がただれ苦しむ人たち。そうした地獄のような光景は、当時9歳だった私の脳裏に焼き付きました。

その日から、そのイラストを毎晩思い出し、私は不安で、なかなか眠りにつくことができませんでした。

　ある日曜日、祖父の自宅に親族たちが集まっていました。祖父の家には小ぶりな日本庭園がありました。それを手入れしていたのは弊社の創業者でもある祖父自身で、私たちはその庭の片隅で、よくバーベキューをしたものでした。

　私はその時間がとても好きで、いつも、「こうした時間がずっと続けばいいのに」と思っていました。大人も子どもも、その場にいる全員が同じ気持ちだったはずです。

　祖父の家から帰宅して、寝る準備を整えたあと、私は父に「ボードゲームやろう」と嘆願しました。その日の午後に、ショッピングモールで祖父が買ってくれたものでした。「もう遅いんだから早く寝なさい」とさとす母をよそ目に、父は「1ゲームだけならいいよ」とつきあってくれました。

　サイコロを振るたびに一喜一憂し、父と笑い合いました。寄り添って見ていた母も、私たちの様子を見て微笑んでいました。

　素晴らしい一日でした。数年に一度くらいの割合でときおり人生に出現する、愛と喜びにきらめく一日。その日、私にはすべてがありました。

しかし、父とゲームを楽しんでいる最中、私は我に返りました。不意に、大きな問題を抱えていたことを思い出したのです。それは10年後に世界が滅んでしまうという、あの予言でした。

私は、今感じている幸せがいつまでも続かないこと。これから10年先に、世界が滅びてしまうであろうことを思い出し、津波で溺れて苦しむ友人たちや、皮膚がただれて苦しむ両親や親戚の人たちのことを想像しました。さっきまでの温かかった空気は淀み、現実が急速に落下していくように感じました。

「えっ？　どうしたの？」父が驚いた表情を浮かべているのを見て、私は自分が泣いていることに気づきました。

「世界が滅びるのが怖い」そう言いたかったのですが、それを伝えたら父と母にも不安を与えてしまう。だから、予言のことは絶対に話すわけにはいかない、と思いました。

代わりに私は、

「死にたくない」とだけ言いました。

両親も、友達も、みんな死んで欲しくない。今日みたいな幸せな時間をずっと過ごしていきたい。そう思ったのですが、うまく言葉にすることはできず、私は泣き続けることしかできませんでした。

そんな私を、父は黙って見つめていました。予言について思い悩んでいることを知らない父は、私の「死にたくない」という言葉を真剣に受け止めたらしく、こう言いました。

「たしかに人はいつか死んでしまう。でも、君が大きくなった頃には、もっと技術が発達して、人が死ななくて済む世の中になってるかもしれない」

私は泣きながらも「いや、さすがにあと10年じゃ間に合わねえだろ」と思いましたが、それでも、父が私を安心させようとしてくれている気持ちは伝わってきました。父の言葉は、私から絶望を完全に取り除くことはできませんでしたが、抱えていた不安は少しだけ和らぎました。

その夜、私はいつもより少しだけ安心して眠ることができました。

不安について考えるとき、私は、自身のこのエピソードを思い出します。この頃から、私は「不安」が苦手になり、人一倍「安心」であることを求めるようになりました。本書のなかで、不安という言葉が散見されるのは、きっとそのせいです。

あれから、30年以上の歳月が流れましたが、今あらためて私が思うことは、ノストラダムスや、そうした予言を面白がって世の中に流布《るふ》していた大人たちの行動は、大人としてあるまじき行為であるということです。大人というものは、次世代の子どもたちに不安や絶望を残すような存在であってはなりません。希望の持てる未来をつなぐ存在であるべきです。

我々は皆、先人たちが過去から築き上げてきた世界に生きています。今日の私たちの環境が恵まれたものになっているならば、それは次世代のため、未来のために「現状を少しでも良くしたい」と願って努力を重ねてきた、先人たちの努力の賜物であると言えるでしょう。戦後からガラスリサイクルを通じて業界に寄与してきた祖父も、国内のガラスリサイクルのあり方を劇的に変えた父も、単なるメシの種のためというだけではなく、同じような気持ちを持って仕事に臨んでいたはずです。

私には、今の環境をつくってくれた祖父や父、先人たちに恩を返さなければならない。そう思って生きていた時期があります。南條さんに対しても、高山さんに対しても同様です。本書の物語は、ちょうどその時期を切り取って書いたものです。

しかし、私が30代になった頃に気づいたのは、受けた恩を直接本人に返すことは非常に困難であるということです。なぜなら、自分が恩を返せる状態になったとき、たいていの場合、恩を与えてくれた人は、既にそこにはいないからです。

大抵の場合、相手の幸せを願って恩を与えた側の人は、その恩を自分に返して欲しいなどとは思っていないものです。彼らにとっては、自分ができることをしただけにすぎず、自分が相手に恩を与えたとさえ思っていないはずです。だから、彼らに恩返しをしようと思っても、返すべきものがそもそも存在しないことがほとんどなのです。

では、自分が恩を受けたと感じたとき、それについて私たちができることはなんでしょうか？

「恩送り」という言葉があります。これは先人から受けた恩を、当人に返すのではなく、次の世代につなぐということを意味しています。

我々が受けた恩についてすべきことは、この言葉のように、恩を送ること。すなわち、次世代の人たちや、子どもたちに希望の持てる未来をつなぐことではないでしょうか。

それこそが、先人たちから受けた恩に報いる唯一の方法であると同時に、人生においてもっとも価値のあることの一つだと私は思います。

かつてはわがまま放題で、好き勝手に生きてきた私も、既に人生の折り返し地点を超えました。会社の経営を続け、会社の仲間が増え、家族もできたことによって、ようやく私も、恩を送る側の気持ちが少しずつわかるようになってきたように思います。

そのせいかどうかはわかりませんが、私はいつの頃からか、次世代のために、未来につながる行動をすることこそが、最も価値あることだと思うようになっていました。弊社の経営理念が「未来へつながる成長」であるのもそうした理由からです。

夜、私が暗い部屋で目を覚ますと、すぐ隣に幼い子どもたちが寝ています。まだ2歳に満たない長男と、先月に生まれたばかりの長女です。温かいベッドで、柔らかなベビー服に包まれ寝息を立てている彼らは、世界に不安が待ち受けていることをまだ知りません。

やがて彼らも、子どもの頃の私と同じように、心ない嘘を信じて不安を抱え、夜中に父親に泣きつくことがあるのでしょうか。世界で起きている、残酷な出来事を知って胸がえぐられるような気持ちになることがあるのでしょうか。

そうしたとき、私は彼らを安心させてあげたいと思います。そして、一人の大人として、彼らのために、そうしたことが起こらない世界を提供してあげたいと思うのです。

私たち一人ひとりの力はちっぽけなものです。私自身、自分一人の力で世界に安心を届けることができるなどとは思ってもいません。

しかし、自分が戦い続けることで、たとえ大河の一滴ほどであっても、次世代の人たちを安心させるための一助になることができるのであれば、この世界で奮闘する価値は大いにあると、私は思います。

「あなたの人生の目的はなにか？」「なんのために仕事をし、なんのために生きているのか？」誰かにそう尋ねられたとき、私はこう答えることにしています。

「世界から少しでも不安を取り除き、世界を今より少しでも安心できる場所に近づけるためである」と。

それは、父があの夜、私にしようとしてくれたことと同じなのです。

２０２０年11月

大原照平

■著者略歴

大原　照平（おおはら　しょうへい）

９社のグループ企業を運営中の「工場経営者」。

1978年、愛知県名古屋市生まれ。大学卒業後、東京でＳＥとして会社勤めをしていたが、24歳のとき、突然他界した父の後を継いで、有限会社大原ガラスリサイクルに入社。その後、法人を７社設立し、すべての会社で利益を上げ続けている。

どの会社でも通用する「原則」に基づいた経営を追求し続けており、とくに「成長し続けること」「絶対に人を裏切らないこと」を信条としている。

目の前の人の長期的な成長を願って、厳しいことでも伝えようとするため、煙たがられることもしばしば。真面目でしっかりしているように見られがちだが、やたら財布をなくすなど、適当でおっちょこちょいな一面も。

趣味は読書で、ここ数年は毎年365冊以上を読破している。

ゼロからの二代目経営
実力ゼロ・経験ゼロ・引継ぎゼロの事業承継物語

2020年12月1日　　初版発行

著　者　　大原　照平

発行所　　株式会社日本経営センター

発売所　　株式会社　　三恵社
〒462-0056　愛知県名古屋市北区中丸町2-24-1
TEL 052(915)5211
FAX 052(915)5019
URL http://www.sankeisha.com

ISBN978-4-86693-315-3 C3047